AF306507

Sridharan Ramalingam

Abordagens científicas do rabanete

Sridharan Ramalingam

Abordagens científicas do rabanete

Rabanete, história, cultivo, benefícios, abordagens científicas para a melhoria da produção vegetal, efeito do triazol

ScienciaScripts

Imprint

Any brand names and product names mentioned in this book are subject to trademark, brand or patent protection and are trademarks or registered trademarks of their respective holders. The use of brand names, product names, common names, trade names, product descriptions etc. even without a particular marking in this work is in no way to be construed to mean that such names may be regarded as unrestricted in respect of trademark and brand protection legislation and could thus be used by anyone.

Cover image: www.ingimage.com

This book is a translation from the original published under ISBN 978-620-2-06547-4.

Publisher:
Sciencia Scripts
is a trademark of
Dodo Books Indian Ocean Ltd. and OmniScriptum S.R.L publishing group

120 High Road, East Finchley, London, N2 9ED, United Kingdom
Str. Armeneasca 28/1, office 1, Chisinau MD-2012, Republic of Moldova, Europe
Printed at: see last page
ISBN: 978-620-7-85789-0

Conteúdo

Introdução

Rabanete (*Raphanus sativus*), planta anual ou bienal da família da mostarda (Brassicaceae), cultivada devido à sua grande raiz principal suculenta. O rabanete comum é provavelmente de origem asiática ou mediterrânica e é cultivado em todo o mundo. As raízes do rabanete têm poucas calorias e são geralmente consumidas cruas; as folhas jovens podem ser cozinhadas como os espinafres. Os frutos jovens também são comestíveis e são frequentemente consumidos crus ou salteados. As pequenas variedades de primavera, de crescimento rápido, têm uma polpa suave, estaladiça e moderadamente firme, enquanto as grandes variedades de verão e de inverno, de crescimento lento, têm uma polpa firme e picante. As variedades de inverno podem ser conservadas durante o inverno.

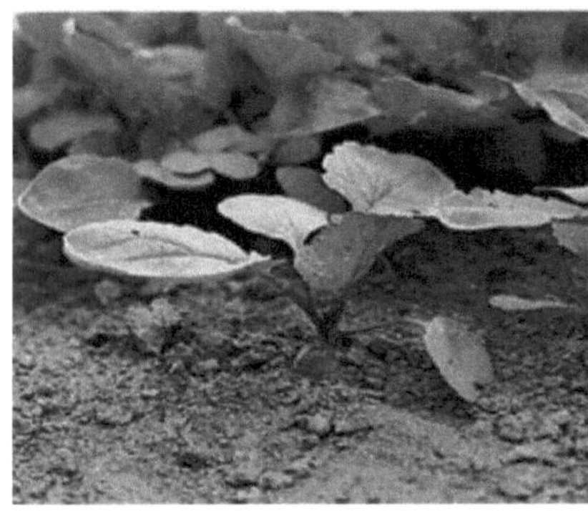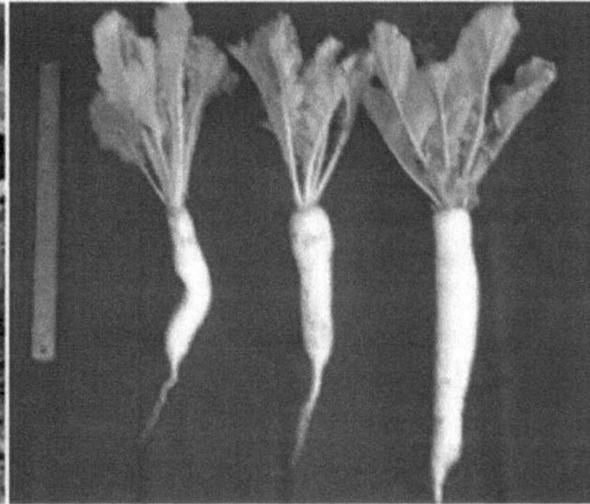

Os rabanetes são colhidos antes de florescerem. As folhas lobadas formam uma roseta basal que emerge da parte superior da raiz. As hastes florais aparecem geralmente na primeira estação, com flores brancas ou lilases com quatro pétalas; as sementes são produzidas numa vagem chamada silícula. Consoante a variedade, a raiz comestível tem uma forma que varia de esférica a longa e cilíndrica ou cónica, e a pele exterior pode ser branca, amarela, cor-de-rosa, vermelha, roxa ou preta. O tamanho dos rabanetes varia entre alguns gramas, nas variedades americanas e europeias mais populares, e 1 kg, no rabanete japonês daikon.

História

Não existem provas arqueológicas de quando e onde começámos a domesticar rabanetes, mas apenas aparecem variantes selvagens no sudeste asiático, pelo que esse é um bom ponto de partida. Outras variantes de rabanetes começaram a aparecer na Índia, na China central e na Ásia Central, onde os rabanetes se espalharam. Os primeiros registos escritos que mencionam rabanetes datam do século III a.C. Os antigos gregos e romanos também têm textos onde escrevem sobre os rabanetes, e até dão diferentes tipos como pequeno, grande, redondo, comprido, suave e afiado. Quando as Américas foram redescobertas, o rabanete foi um dos primeiros legumes a ser trazido da Europa. Mas algumas publicações mencionaram que a história inicial da planta do rabanete é bastante obscura. As "referências literárias e os vestígios arqueológicos" mais antigos indicam que a planta pode ter tido origem no Norte da China. No entanto, a maior diversidade de variedades de rabanete encontra-se no Mediterrâneo oriental e perto do Mar Cáspio, o que sugere uma área de origem diferente. Os rabanetes que Linnaeus descreveu como *R. causative*, acreditava serem originários da China. Nem sequer existe consenso sobre qual a civilização antiga que cultivou primeiro o rabanete: os gregos, os egípcios ou os chineses. Há quem diga que os rabanetes eram consumidos no antigo Egipto já em 2700 a.C. O próprio Heródoto afirmou ter visto uma inscrição de um rabanete a que chamou "*Suméria*" numa pirâmide. No entanto, Heródoto não sabia ler hieróglifos e, por essa razão, os citologistas ignoraram essa afirmação. Eles Candle, Alphonse DE, Origin of Cultivated Plants, D. Appleton and Company, New York; 1885. pp.29-36. colocam a hipótese de que a palavra para rabanete não existia em egípcio até os gregos a terem introduzido. No entanto, o que se sabe é que muitas variedades diferentes de rabanetes se espalharam por toda a Europa e Ásia, com diferentes países a preferirem variedades específicas. Os rabanetes pretos de *R. Niger* eram os favoritos em Espanha, e outra variedade europeia popular para usar nas hortas chamava-se *R. funicular*. Na Ásia, foram cultivadas diferentes variedades, entre as quais o *R. longitudinal*, também conhecido como Damion, na China, e a variedade *R.pedestrianizes* no Japão. Para além das complicações da história do rabanete, há muitos nomes diferentes. Na Europa, muitos dos nomes são semelhantes, desde Horacio em italiano até armored em grego, ambos utilizados para descrever rabanetes. Em contrapartida, os nomes dos rabanetes nas línguas semíticas vão de *fugai* em hebraico a *fail, fiddle* ou *fig* em árabe. Na Índia, o nome da variedade de rabanete é *molar,* e os chineses e japoneses também têm nomes completamente diferentes para o rabanete. Por vezes, se os nomes de uma determinada planta forem semelhantes, é possível seguir o caminho percorrido por uma planta, mas os muitos nomes de rabanetes impedem uma conclusão definitiva sobre a origem ou mesmo a propagação inicial do rabanete. Nos registos históricos, Galeno de Persimmon escreveu que os rabanetes eram consumidos na região por volta de 129199 A.D. Também o médico grego Clitorides documentou desenhos de rabanetes. No entanto, estes rabanetes eram variedades grandes e compridas, das quais descende o rabanete espanhol preto comprido. Os rabanetes mais pequenos e redondos foram cultivados pelos holandeses nos anos 1500, enquanto os rabanetes mais pequenos e delicados "rabanetes de gelo" foram desenvolvidos Weaver, Candle, Alphonse DE, Origin of Cultivated Plants, D. Appleton and Company, NewYork; 1885. pp.29-36 nos anos 1600. Os ingleses e os franceses continuaram a cultivar estes rabanetes mais pequenos. Muitos nobres da corte francesa criavam diferentes variedades, pelo que muitos tipos de rabanetes tinham nomes aristocráticos. No rescaldo da Revolução Francesa, estes nomes foram abandonados, causando ainda mais confusão quando se tenta determinar a relação entre certos rabanetes modernos e os mais antigos.

Aspectos culturais

Requisitos climáticos e pedológicos

O rabanete adapta-se melhor a climas frios ou moderados. As variedades tropicais podem adotar temperaturas elevadas, mas para desenvolver uma boa textura de sabor é necessária uma temperatura mais baixa entre 15 e 25 °C. Inicialmente, são necessárias temperaturas de 20 e 23 °C. Durante o tempo quente, os rabanetes tornam-se duros, arados e picantes antes de atingirem o tamanho comestível. Os rabanetes dão-se melhor em solos mais leves, arenosos e bem drenados. Isto permite um desenvolvimento uniforme das raízes e a facilidade de lavagem após a colheita.

Variedades

Existem vários tipos de rabanete que podem ser cultivados. As principais diferenças entre eles residem no tamanho, na forma e na cor da raiz. Os principais tipos cultivados são o globo, o oval, o oblongo e o branco longo.

Globo

Estas variedades têm geralmente uma forma bastante esférica e são maioritariamente de cor vermelha. As variedades incluem o Red Prince, o Scarlet Knight e o

Bola de fogo.

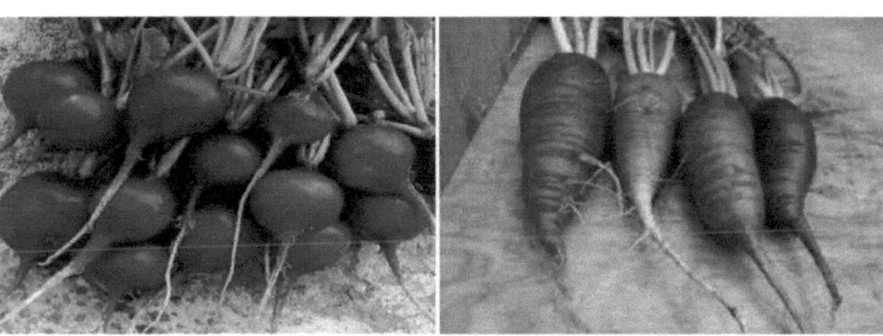

Oval

Estas variedades não têm uma verdadeira forma de globo, mas são ligeiramente ovais. As principais variedades deste grupo são a Mars e a Mars Improved. Os rabanetes do tipo Mars são as principais variedades cultivadas em New South Wales.

Oblongo

Este tipo é quase cilíndrico com uma ponta romba e arredondada. Podem ser vermelhas ou brancas ou vermelhas e brancas. Algumas variedades são o Red Baron (vermelho), o French Breakfast (vermelho com ponta branca; 5 cm de comprimento), o Inca (vermelho, 5 cm

de comprimento) e White Icicle (branco, 10 cm de comprimento).

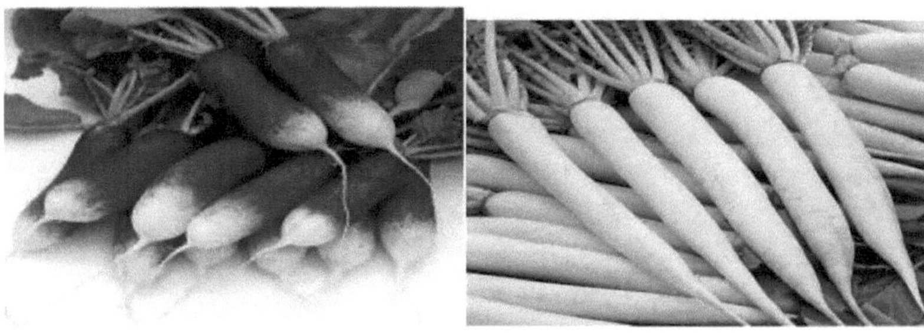

Damião ou branco comprido

Existem vários tipos cultivados em função das necessidades do grupo étnico. Os chineses e os indochineses exigem uma raiz fina de pescoço branco (5 cm de diâmetro) que atinja 25 cm de comprimento. Os japoneses preferem a raiz gorda de pescoço verde (7-10 cm de diâmetro) com 30-35 cm de comprimento.

Preparação do terreno

Uma cama de sementes fina e bem preparada é importante para o cultivo de rabanetes. A aplicação de estrume animal ou de composto cerca de 6 semanas antes da sementeira ajuda a aumentar a capacidade de retenção de água do solo e a equilibrar o fornecimento de nutrientes.

Adubação

Para obter um bom rendimento de raízes de excelente qualidade, recomenda-se a aplicação criteriosa de estrumes e fertilizantes. O rabanete é uma cultura de curta duração. Não se deve aplicar estrume fresco e compêndio no campo, pois isso resulta em bifurcação e raízes afiadas. A aplicação de 50 kg de azoto e 25 kg de fósforo é recomendada pela PKV, Akola. Metade da dose de azoto aplicada é de 20 a 30 dias após a sementeira.

Espaçamento entre plantas

A semente é semeada a 10-20 mm de profundidade em filas com cerca de 20 cm de distância. As plantas germinam 4-8 dias após a sementeira. É desejável uma densidade de 40-55 plantas por Merlot de linha, podendo ser necessário um desbaste precoce para o conseguir. Densidades excessivas de plantas produzirão raízes de tamanho irregular e deformadas.

Irrigação

Para produzir um rabanete de alta qualidade, as plantas devem ter um crescimento contínuo. Uma forma de o garantir é manter uma humidade do solo satisfatória durante todo o crescimento da planta. Isto significa muitas vezes regar todos os dias nos meses mais quentes do ano.

Controlo de ervas daninhas

Dado que os rabanetes têm um período de crescimento muito curto e são cultivados apenas em pequenas áreas, o controlo das ervas daninhas não constitui geralmente um problema grave. Se as ervas daninhas constituírem um problema, deve encorajar-se a germinação das sementes de ervas daninhas e controlá-las com um herbicida de arrastamento antes da plantação dos rabanetes. Pode também ser necessário utilizar a cultura entre fileiras e a monda manual durante o crescimento da cultura.

Pragas e doenças

Sendo um membro da família das crucíferas, os rabanetes são atacados pelas mesmas pragas que atacam as couves e as couves-flores. As principais pragas incluem a borboleta branca da couve, os pulgões e a traça-das-crucíferas. Outras pragas dos cruciformes causam danos de vez em quando. Devido ao curto período de crescimento, apenas algumas doenças causam perdas económicas nos rabanetes. A mais importante é a podridão negra, uma doença causada por um fungo transmitido pelo solo. Na raiz do rabanete desenvolvem-se manchas irregulares escuras que acabam por dar uma cor preta a toda a raiz. Os rabanetes cultivados com raízes longas podem ser gravemente afectados. Os tipos redondos *podem escapar à infeção num solo infestado, mas não são* resistentes. A doença é controlada por uma boa drenagem do solo e por rotações de culturas de 3-4 anos. Os rabanetes são também atacados pela ferrugem branca. Esta doença provoca pústulas brancas elevadas nas folhas, caules e flores. É controlada pela destruição dos resíduos de culturas doentes, por rotações de 3-4 anos e pela separação das culturas jovens das velhas.

Colheita e comercialização

Dependendo das variedades, as raízes ficam prontas para a colheita 40 a 45 dias após a sementeira. As variedades de maturação rápida e precoce estão prontas para a colheita mesmo aos 25-30 dias após a sementeira. Colheita do rabanete na fase correcta de maturação. Os atrasos na colheita provocam o aparecimento de medula e amargor nas raízes do rabanete. Os rabanetes são muito susceptíveis de murchar. Colhê-los no frio e mantê-los frescos e húmidos até poderem ser armazenados a uma temperatura de 0° C e uma humidade relativa de 90%.

Benefícios do rabanete

Os rabanetes, popularmente conhecidos como *Mollie* na Índia, podem não estar no topo da lista dos seus legumes favoritos, mas quando se trata de nutrição e benefícios para a saúde, garantem definitivamente uma posição de topo entre todos os outros legumes. Coma-os crus ou adicione-os à sua receita de vegetais saudáveis, estes vegetais de raiz carregados de nutrição têm inúmeros benefícios para oferecer. Aqui estão os 10 principais benefícios que ficará surpreendido ao saber.

1.   **Salva os glóbulos vermelhos:** O rabanete é conhecido por controlar os danos nos nossos glóbulos vermelhos e, no processo, também aumenta o fornecimento de oxigénio ao sangue.

2.   **Rico em fibras:** Se o comer como parte da sua ingestão diária de salada, sem exagerar, claro, o rabanete também fornece ao seu sistema uma grande quantidade de fibras e fibras, melhorando assim a sua digestão. Também regula a produção de bílis, protege o fígado e a vesícula biliar e é ótimo para tratar a retenção de líquidos.

3. **Reduz o risco de cancro:** O rabanete contém fotoquímica e antocianinas que têm propriedades anticancerígenas. Além disso, têm vitamina C, que actua como um poderoso antioxidante para prevenir os danos causados pelos radicais livres ao ADN no interior das células, ajudando assim a prevenir o cancro. Um estudo publicado pela *Plants Foods for Human Nutrition* oferece fortes evidências de que o extrato de raiz de rabanete induz a morte celular ao desencadear as vias apoplécticas devido à presença de vários isotiocianatos (ITCs).

4. **Regula a tensão arterial:**

O rabanete tem propriedades anti-hipertensivas que ajudam a regular o controlo da tensão arterial elevada. O rabanete é rico em potássio, que ajuda a manter o equilíbrio sódio-potássio no corpo, mantendo a pressão arterial sob controlo. Um estudo publicado na revista *Nutrition Research and Practice* concluiu que o extrato de folhas de rabanete reduziu a pressão arterial dos participantes com hipertensão de 214 mmHg para 166 mmHg e foi significativamente inferior ao dos controlos normotensos e hipertensos. De acordo com a Ayurveda, acredita-se que o rabanete tem um efeito refrescante no sangue.

5. Protege o coração:

Os rabanetes são uma boa fonte de antocianinas que mantêm o bom funcionamento do coração, reduzindo o risco de doenças cardiovasculares. Além disso, são ricos em vitamina C, ácido fólico e flavonóides.

6. Bom para diabéticos:

A insulina, uma hormona segregada pelo pâncreas, é responsável pela absorção da glicose. Os diabéticos não conseguem absorver a insulina que o seu corpo produz ou não conseguem produzir insulina de todo. Por este motivo, não podem comer alimentos açucarados ou ricos em amido. Rico em fibras e com um baixo índice glicémico, os diabéticos podem apreciar o rabanete, uma vez que não provoca um aumento dos níveis de açúcar no sangue.

7. Ajuda a recuperar da iterícia: O rabanete é poderoso quando se trata de eliminar toxinas. Isto ajuda a manter o fígado e o estômago em perfeitas condições. O que torna o rabanete eficaz no controlo da iterícia é que ajuda a regular a quantidade de bilirrubina no sangue e aumenta o fornecimento de oxigénio no corpo. Isto ajuda a manter um controlo sobre a destruição dos glóbulos vermelhos causada pela iterícia.

8. Favorável ao metabolismo: Esta raiz vegetal não só é boa para o seu sistema digestivo, como também ajuda a resolver problemas de acidez, <u>obesidade</u>, problemas gástricos e náuseas, entre outros.

9. Rico em nutrientes: Os rabanetes vermelhos estão repletos de vitaminas

E, A, C, B6 e K. Além disso, são ricos em antioxidantes, fibras, zinco, potássio, fósforo, magnésio, cobre, cálcio, ferro e manganês. E cada um destes elementos é conhecido por manter o nosso corpo em boas condições de funcionamento.

10. Bom para doentes com asma: O rabanete tem propriedades anti-congestivas que o tornam extremamente benéfico para os doentes asmáticos. Também combate as alergias do sistema respiratório e protege as vias respiratórias contra infecções.

11. Mantém-no com um aspeto mais jovem: Contendo vitamina C e antioxidantes, o rabanete pode ser consumido para prevenir a sua pele dos danos causados pelos radicais livres. Pode até aplicar rabanete cru esmagado na sua pele, pois tem propriedades de limpeza.

12. Mantém os rins saudáveis: A propriedade diurética natural dos rabanetes torna-os extremamente bons para melhorar a saúde dos rins. Ajudam a eliminar as toxinas do corpo, actuando como um purificador natural.

Necessidade de abordagens científicas para a melhoria da produção vegetal

O aumento da população mundial e o afundamento das terras de cultivo exigem cada vez mais abordagens científicas para melhorar a produção de culturas através de novas técnicas, tal como se explica neste capítulo. Os cientistas agrícolas empregam várias técnicas, incluindo o desenvolvimento de uma cultivar de alto rendimento, métodos agronómicos melhorados e a utilização de agroquímicos e reguladores de plantas. Os reguladores de crescimento das plantas regulam o crescimento, o desenvolvimento e o rendimento das plantas cultivadas e também modificam a relação fonte e sumidouro e aumentam o rendimento em muitas plantas cultivadas.

Um certo número de substâncias naturais e sintéticas, como as auxinas, as giberelinas, o ácido abscísico, o etileno, as citocininas, os brassinosteróides, os compostos aromáticos, os compostos azotados, as ployaminas e os triazóis têm propriedades reguladoras do crescimento em várias plantas.

Os compostos triazólicos são fungicidas sistémicos, que possuem propriedades reguladoras do crescimento das plantas (Fletcher e Hofstra 1990). O impacto dos triazóis reguladores do crescimento das plantas nas alterações hormonais (Ye et al. 1995; Fletcher et al. 2000). As propriedades reguladoras do crescimento das plantas dos triazóis são mediadas pela sua inferência com a via dos isoprenóides e pela alteração do equilíbrio das hormonas vegetais (Fletcher et al. 2000)

O efeito dos compostos triazólicos no rabanete (*Raphanus sativus* L.)

Os compostos triazólicos são sobretudo utilizados como fungicidas sistémicos para controlar doenças fúngicas em plantas e animais. Inibem a biossíntese das giberelinas e modificam o metabolismo dos esteróis no organismo hospedeiro e no parasita. Os compostos de triazol, como o triadimefão (TDM), o hexaconazol (HEX), o paclobutrazol (PBZ), o uniconazol (UCZ), etc., têm propriedades reguladoras do crescimento das plantas e retardam eficazmente o crescimento dos rebentos em monocotiledóneas e dicotiledóneas (Jaleel et al.2007a-b). O triazol actua como regulador do crescimento das plantas e também influencia o equilíbrio hormonal, a taxa fotossintética, as actividades enzimáticas, a peroxidação lipídica e os componentes do rendimento em várias plantas cultivadas (Jaleel et al. 2008a-b). Os compostos de triazol aumentaram a translocação de fotossintatos do rebento para a raiz e alteraram a absorção de minerais e a nutrição das plantas (Gomathinayagam et al. 2007). Trata-se de um novo fenómeno para aumentar a produtividade dos tubérculos, bem como para aumentar o teor de bioquímicos através de reguladores de crescimento sintéticos. Os compostos de triazol são uma substância química que, aplicada exogenamente a baixa concentração, constitui uma ferramenta agronómica potencial para aumentar a qualidade e a quantidade da produção de tubérculos. Os compostos de triazol a baixa concentração desempenham um papel importante na produção de tubérculos de elevado valor e actuam como melhoradores da partição de fotoassimilados para os tubérculos devido à deslocação da partição de assimilados das folhas para os tubérculos e melhoram a absorção de minerais e a nutrição das plantas.

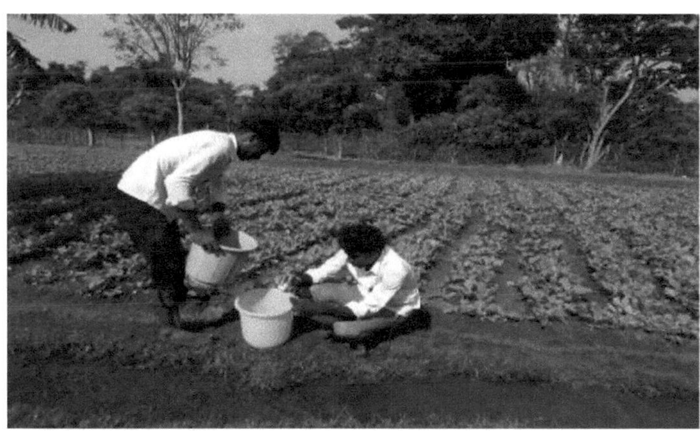

Terra cultivada em Santhai padugai perto de Kollidam em Tamil nadu

30 dias após a sementeira

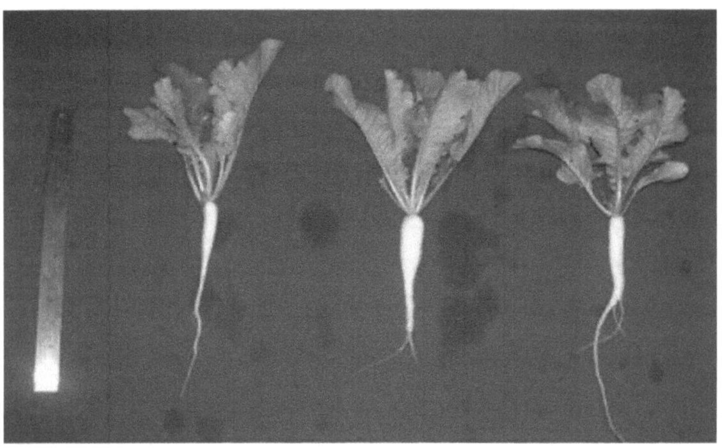

Efeitos dos compostos triazólicos nas características morfológicas e anatómicas das folhas do rabanete *(Raphanus sativus L.)*

Resumo

Na presente investigação, o impacto do triadimefão (TDM) e do hexaconazol (HEX) triazol, na anatomia foliar do rabanete (*Raphanus sativus* L.) Cada planta foi tratada com um litro de solução aquosa contendo 20 mg^1 triadimefão (TDM) e $20mg^1$ hexaconazol (HEX) em 23,35 e 53, dias após a sementeira (DAS) por irrigação do solo. As plantas foram colhidas aos 30, 45 e 60 dias após a sementeira. A área foliar total, a espessura da folha, o número de estomas na epiderme inferior, o comprimento e a largura dos poros estomáticos foram observados tanto no controlo como nos tratamentos. As folhas tratadas com TDM e HEX apresentaram diversas variações nas características anatómicas quando comparadas com as folhas da planta de controlo não tratada de *Raphanus sativus*.

Introdução

Os compostos de triazol, como o triadimefão (TDM), o hexaconazol (HEX), o paclobutrazol (PBZ), o uniconazol (UCZ), etc., inibem o crescimento dos rebentos e aumentam o crescimento das raízes. Os triazóis afectam as actividades de várias enzimas, especialmente as relacionadas com a oxidação de espécies activas de oxigénio e o metabolismo antioxidante (Lakshmanan et al.2007). Os objectivos da presente investigação consistiram em estudar o impacto da TDM e da HEX na área foliar total, na espessura da folha, no número de estomas na epiderme inferior, no comprimento e na largura dos poros estomáticos em plantas de *Raphanus sativus* L..

Materiais e métodos

Recolha de sementes

As sementes de *Raphanus sativus* L. var. Pusa Chetki foram obtidas da Mahycohybrid seeds Co. Ltd, Maharastra. O trabalho de campo foi realizado no Jardim Botânico e as análises foram efectuadas no Laboratório de Fisiologia do Stress, Departamento de Botânica, Universidade de Annamalai, Tamil Nadu.

Tratamentos e amostragens

A presente investigação, experimento de campo foi completamente em design de bloco aleatório (CRBD) 3 réplicas no rabanete durante 2012-2013. Cada planta foi tratada com 20 mg^{-1} TDM e 20 mg^{-1} HEX em 23, 38 e 53 dias após a semeadura (DAS). Os tratamentos foram administrados por encharcamento do solo. As folhas maduras totalmente gastas das plantas que emergiram após os tratamentos foram recolhidas aleatoriamente aos 30, 45 e 60 DAS de cada concentração e das plantas de controlo.

Preparação de secções à mão livre

As folhas foram lavadas cuidadosamente com água e fixadas em formalina: ácido acético: álcool etílico (5:5:90 v/v/v). Foram tiradas secções transversais finas, coradas e observadas ao microscópio de luz calibrado e a espessura da folha foi medida com um micrómetro ocular pré-calibrado. As cascas epidérmicas foram retiradas das regiões basal, média e apical, adoptando o método da casca direta. As cascas epidérmicas foram coradas com hematoxilina de Delafield a 1% e montadas em glicerina a 50% (Dwivedi e Singh 1990). As observações foram efectuadas aos 30, 45 e 60 DAS em 3 réplicas de cascas em cada tratamento. A espessura da folha expressa em micrómetros e o número de estomas nas células epidérmicas inferiores por unidade de área foram calculados utilizando a fórmula geralmente seguida de Metcalfe e Chalk (1979). O comprimento e a largura dos poros estomáticos foram medidos aleatoriamente em cada tratamento na superfície inferior da folha. A área foliar total das plantas foi medida com o medidor de área eléctrica foliar LICOR e expressa em cm por planta.

Análise estatística:

O experimento foi conduzido em um delineamento de blocos completamente casualizados (CRBD). A análise estatística foi efectuada através da análise de variância unidirecional (ANOVA) seguida do teste de gama múltipla de Duncan (DMRT). Os valores médios ± DP para 3 amostras em cada grupo P< 0,05 foram considerados significativos.

Resultados e discussão

A área foliar total da planta diminuiu com a idade em todos os tratamentos. A maior diminuição foi proeminente nas plantas tratadas com HEX e foi de 103,41 por cento aos 60 DAP quando comparadas com as plantas tratadas com TDM. Os tratamentos TDM e HEX reduziram a área foliar total quando comparados com o controlo em plantas *de Raphanus sativus*. O triadimefão reduziu a área foliar no trigo (Gao etal.,1988). Os triazóis aumentaram a espessura da folha induzindo camadas adicionais de células mesofílicas paliçadas que têm um diâmetro mais pequeno, como na soja, no trigo e no crisântemo (burrows etal.,1992).Fig. Efeito do triadimefão e do hexaconazol na área foliar total das plantas de *Raphanus sativus* em diferentes fases de crescimento. A espessura das folhas tratadas com triazóis foi aumentada para um nível superior ao das folhas de controlo em plantas de rabanete (*Raphanus sativus*). Entre os tratamentos com triazóis, não se registou uma variação significativa na espessura das folhas (Quadro 1). Os tratamentos com TDM aumentaram a espessura da folha nas plantas (Asami et al. 2000). Foram observadas diversas variações como o comprimento e a largura dos poros estomáticos e células acessórias desiguais nas folhas tratadas. No caso das folhas não tratadas, todos os estomas estão abertos e têm um grande comprimento de poro estomático, mas a largura dos estomas diminuiu gradualmente nas folhas das plantas tratadas (Quadro 1). Os tratamentos com triazóis provocaram o fecho dos estomas no feijão (Fletcher e Hofstra 1988). O tiapentenol reduziu a abertura dos estomas e o consumo de água no mesofilo, um aumento transitório do teor de ABA no feijão (Asare-Boamah et al. 1986). Este aumento do teor de ABA pode ter induzido o fecho dos estomas, tal como observado no *Phaseolus vulgaris* tratado com uniconazol (Mackay et al. 1990). A partir das observações anteriores, é evidente que os compostos de triazol afectaram o comprimento e a largura dos poros estomáticos, o tamanho dos poros estomáticos, a espessura da folha e o número de estomas, o que está de acordo com os relatórios anteriores de Bora et al. (2002) e Gupta et al. (2004). Foi anteriormente referido que a aplicação de PBZ pode aumentar os potenciais hídricos do xilema (Thakur et al. 1998) e pode aumentar as citocininas em condições de seca (Zhu et al. 2004). A aplicação criteriosa de triazóis como o TDM e o HEX pode revelar-se uma ferramenta útil para diminuir a transpiração e, por sua vez, induzir mecanismos de prevenção da seca. Pode concluir-se que os triazóis, como o TDM e o HEX, podem ser úteis para acionar mecanismos de prevenção da seca em plantas como o rabanete (*Raphanus sativus*).

RESULTADOS:

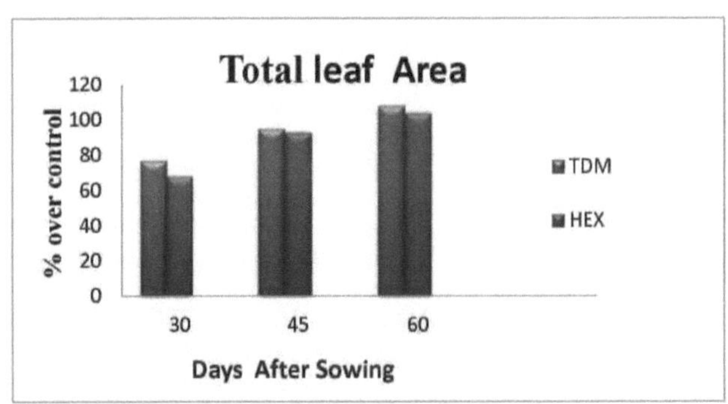

Figura 1. Alterações induzidas pelo triadimefão e pelo hexaconazol na área foliar total do rabanete (Cm² plant⁻¹)

Tabela 1. Variação induzida pelo triadimefão e pelo hexaconazol nos estomas, no

comprimento e na largura dos poros dos estomas (os valores são a média ± DP de 3 réplicas, valores expressos em µmetros)

Parâmetro de crescimento S	Estágios de crescimento (DAS)	Controlo	Triadimefão (TDM) $20mgL^{-1}$	Hexaconazol (HEX) $20mgL^{-1}$
estomas na epiderme inferior	30	21.50±0.50	27.75 ± 0.27	22.59±0.84
	45	22.70±0.53	29.51±0.46	25.39±0.63
	60	23.72±0.61	30.62±0.57	27.65 ± 0.64
Comprimento dos poros estomatais	30	14.10 ± 1.58	13.93±0.75	13.53±0.61
	45	18.49±0.18	15.30±0.28	16.29±0.34
	60	20.34±0.42	18.19±0.82	17.65± 1.28
Largura dos poros estomatais	30	5.66±0.41	5.16±0.46	4.94 ± 0.40
	45	6.22±0.38	5.61±0.18	4.94±0.16
	60	6.96± 0.20	6.25±0.33	6.03±0.15

CONCLUSÃO:

A aplicação criteriosa de triazóis como o TDM e o HEX pode revelar-se uma ferramenta útil para diminuir a transpiração e, por sua vez, induzir mecanismos de prevenção da seca. Pode concluir-se que os triazóis, como o TDM e o HEX, podem ser úteis para acionar mecanismos de prevenção da seca em plantas como a *Raphanus sativus* L.

Efeito dos compostos triazólicos nas alterações induzidas no crescimento da biomassa e no conteúdo bioquímico do rabanete branco (*Raphanus sativus* L.)

RESUMO

O rabanete (*Raphanus sativus* L.) é uma importante cultura hortícola cultivada em toda a Índia. O tubérculo do rabanete é utilizado na preparação de saladas e na preparação de vários pratos saudáveis. É rico em vitamina "C" e em minerais. O efeito dos compostos de triazol, como o triadimefão (TDM) e o hexaconazol (HEX), no rabanete. As plantas foram tratadas separadamente com 1 L de solução de água contendo 20/mg de TDM e 1 L de solução de água contendo 20/mg de HEX pelo método de irrigação do solo. As plantas foram colhidas aleatoriamente aos 30, 45 e 60 DAS para a determinação do crescimento do tubérculo, do rebento e dos conteúdos bioquímicos, nomeadamente amido, proteínas e aminoácidos, tanto nas plantas de controlo como nas tratadas com triazol. A partir dos resultados, observa-se que as plantas tratadas com triazol mostraram um efeito pronunciado no aumento da biomassa fresca e seca do tubérculo, das proteínas, dos aminoácidos e do teor de amido nos tecidos do tubérculo e do rebento do rabanete, ao passo que a biomassa fresca e seca do rebento diminuiu quando comparada com as plantas de controlo do rabanete.

INTRODUÇÃO

O rabanete branco está disponível a um preço mais barato para as pessoas pobres (Sankari *et al.*, 2006). O ácido ascórbico (vitamina "C") é constituído por um anel de lactona de 6 carbonos com uma porção de 2,3-enediol e apresenta atividade antioxidante devido ao grupo enediol. É um dos principais

antioxidantes naturais que pode eliminar espécies reactivas de oxigénio e tem efeitos anticancerígenos (Kim e Lee, 2004; Lee *et al.,* 2002). Os reguladores de crescimento das plantas têm sido utilizados com sucesso para aumentar o rendimento de muitas culturas hortícolas e, em particular, de tubérculos. Nos últimos anos, foram desenvolvidos e utilizados como fungicidas vários derivados de triazol, coletivamente descritos como inibidores da biossíntese de esteróis. Têm também propriedades reguladoras do crescimento das plantas. O TDM (bayleton), o propiconazol (banner), o paclobutrazol (bonzi) e o uniconazol (sumagic) são utilizados como reguladores ou retardadores do crescimento. No entanto, todos estes produtos podem apresentar propriedades fungicidas e reguladoras do crescimento em graus variáveis (Fletcher *et al.*, 2000). Os retardadores de crescimento das plantas, ou seja, o uniconazol, o paclobutrazol, o triapentenol, o TDM e o HEX, foram referidos como agentes eficazes na redução do tamanho das plantas, mas retendo as folhas verde-escuras e as raízes espessas, que as definem como plântulas saudáveis, e ajudando a combater a murchidão, o que leva a uma melhor sobrevivência e ao crescimento da produção de raízes (Hazarika, 2006; Kozak, 2006; Thakur *et al,* 2006).Os triazóis afectam a via dos isoprenóides e alteram os níveis de certas hormonas vegetais, inibindo a síntese de giberelina, reduzindo a evolução do etileno e aumentando os níveis de citocinina (Rademacher, 2000; Jaleel *et al.,* 2007). As plantas tratadas com TDM acumulam zeatina e têm uma atividade semelhante à da citocinina com propriedades anti-senescência e folhas verdes mais escuras no pepino (Fletcher e Arnold, 1986). Foi relatado um aumento do nível de citocinina, particularmente a transação e o seu ribosídeo, em girassol, arroz, soja e colza após tratamento com uniconazol (Grossmann *et al.*, 1994). O aumento dos níveis de citocinina com tratamentos com triazóis resultou na inibição da formação de etileno (Grossmann *et al.*, 1993). O objetivo do presente trabalho de investigação é estimar o efeito do TDM e do HEX na melhoria do crescimento da biomassa e do conteúdo bioquímico do rabanete.

MATERIAIS E MÉTODOS

Determinações do peso fresco e seco

Depois de lavar as plantas em água da torneira, o peso fresco foi determinado utilizando uma balança eletrónica (Modelo-XK3190A7M) e os valores foram expressos em gramas. Após a determinação do peso fresco, as plantas foram secas a 60° C numa estufa de ar quente durante 24 h. Após a secagem, o peso foi medido e os valores foram expressos em gramas.

Análises bioquímicas

O teor de amido foi extraído e estimado pelo método de Clegg (1956), o teor de proteínas pelo método de Bradford (1976) e o teor de aminoácidos pelo método de Moore e Stein (1948).

RESULTADOS E DISCUSSÃO

Efeito de TDM e HEX na biomassa fresca e seca de rebentos e tubérculos de rabanete

Os compostos de triazol reduziram significativamente o peso fresco e seco dos rebentos. Mas a parte vegetal do peso fresco e seco do tubérculo aumentou no rabanete. Entre os tratamentos com triazóis, o tratamento HEX reduziu em maior medida quando comparado com o TDM (Figuras 1-3). Os compostos de triazol promoveram o crescimento de tubérculos em várias culturas de tubérculos, como a cenoura, o coleus e a batata chinesa (Gopi *et al.,* 2007; Lakshmanan *et al.,* 2007; Kishorekumar *et al.,* 2007). Os tratamentos com triazol reduziram o alongamento do caule, a altura da planta e diminuíram o peso fresco nos citrinos (Mehouachi *et al.,* 1996). O paclobutrazol suprimiu a altura dos rebentos e o peso seco no tomateiro (Pasian e Bennett, 2001; Still e Pill, 2003), no trigo (Berova *et al.,* 2002) e na cevada (Sarkar *et al.,* 2004). Os compostos triazólicos, como o TDM, o paclobutrazol e o uniconazol, promoveram o enraizamento em várias plantas, como o crisântemo, o feijão (Davis *et al.,* 1988) e a maçã (Wang e Faust, 1986). As plantas tratadas com triazol exibiram raízes carnudas espessas com maior diâmetro e peso da raiz em maçã e soja (Sankhla *et al.,* 1985; Wang e Faust, 1986; Bausher e Yelenosky, 1987). Os tratamentos com paclobutrazol e TDM afectaram o peso fresco e seco do rebento, enquanto o aumentaram nas raízes como em *Brassica carinata* (Setia *et al.,* 1995). O efeito retardador do crescimento do triazol é causado pela inibição da biossíntese do ácido giberélico e pelo aumento do teor de ácido abscísico em *Cucurbita maxima* (Buchenauer e Grossmann, 1977). O triazol induziu uma redução acentuada no rebento, o que pode ser atribuído à redução do nível de ácido giberélico pelo tratamento com triazol. A inibição do crescimento dos rebentos induzida pelo aumento do ácido abscísico e pela diminuição da giberelina pode ser a causa da redução do peso fresco e seco dos rebentos reduzida pelos tratamentos com triazol.

Efeito do TDM e do HEX no teor de amido, proteínas e aminoácidos do rabanete

Os tratamentos com triazóis aumentaram o teor de amido no tubérculo e na parte aérea da planta de rabanete. Entre os tratamentos com triazóis, as plantas tratadas com TDM apresentaram um teor de amido mais elevado do que as plantas tratadas com HEX (Figura 4). Sabe-se que os compostos de triazol alteram o teor de hidratos de carbono

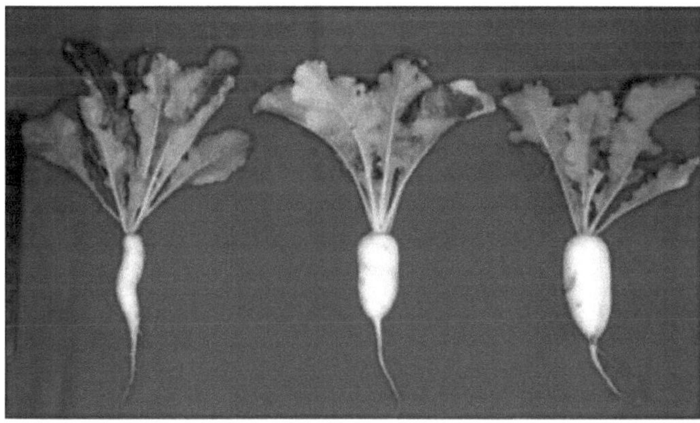

Figura 1: Efeito dos tratamentos com triadimefão e hexaconazol na variação do

crescimento de rabanete velho 45 dias após a sementeira

em várias plantas, como a laranja doce (Vu e Yelenosky, 1992) e a batata (Kapur *et al.*, 1993). O aumento do teor de amido nas plantas tratadas com triazol pode dever-se a uma diminuição da hidrólise do amido, tal como referido no feijão tratado (Steffens *et al.*, 1983; Upadhyaya *et al.*, 1986). Os tratamentos com TDM e uniconazol aumentaram o teor de amido total em (Kapur *et al.*, 1993). TDM, paclobutrazol, uniconazol e etaconazol aumentaram os hidratos de carbono não estruturais em folhas maduras de *Poaparatensis, B. carinata* e macieira (Setia *et al.*, 1995; Wang e Steffens, 1985; Wang e Faust, 1986). O paclobutrazol aumentou a concentração de sorbitol em maçãs (Wieland e Wample₁ 1985). Em ambos os triazóis tratados com *R. sativus,* o conteúdo proteico aumentou em todas as fases de crescimento quando comparado com o controlo. Entre os tratamentosı , o TDM teve um efeito pronunciado no aumento da quantidade de proteínas acumuladas do que o HEX (Figura 5). O propiconazol causou um nível mais elevado de acumulação de proteínas em *Basella alba* (Shanmugam *et al.*, 2012). Foram observados resultados semelhantes em plântulas de pepino (Feng *et al.*, 2003) e em ervilha-de-vaca tratada com TDM (Gopi *et al.*, 1999; Jaleel *et al.*, 2007). O aumento das citocininas

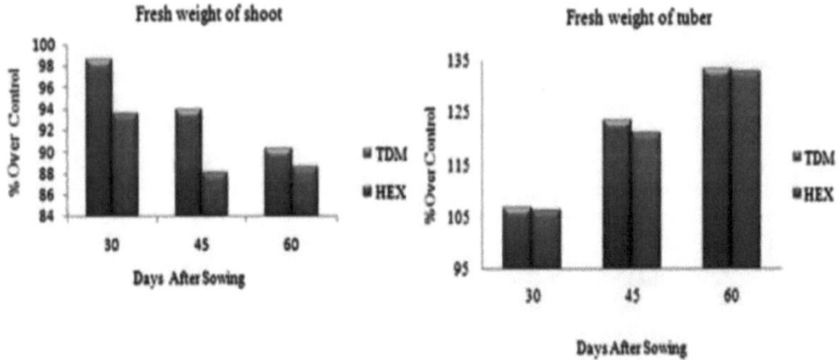

Figura 2: Efeito do hexaconazol e do triadimefão no peso fresco do rabanete

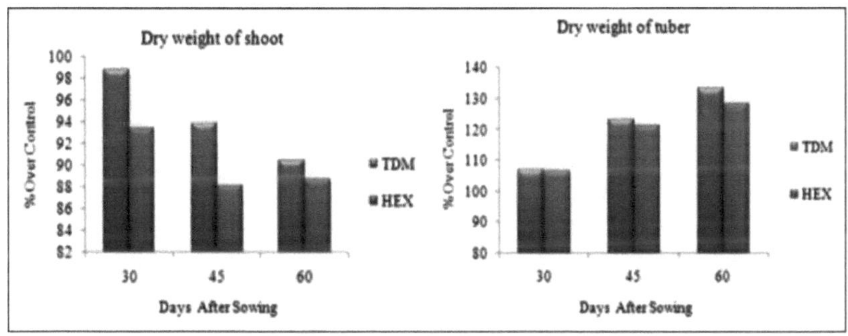

Figura 3: Efeito do hexaconazol e do triadimefão no peso seco do rabanete

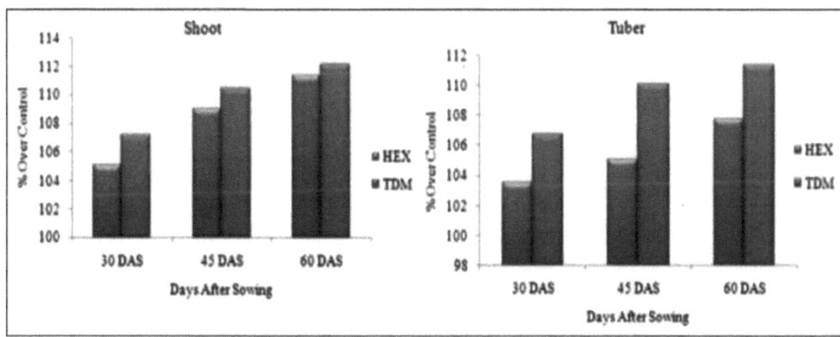

Figura 4: Efeito do hexaconazol e do triadimefão no teor de amido do rabanete

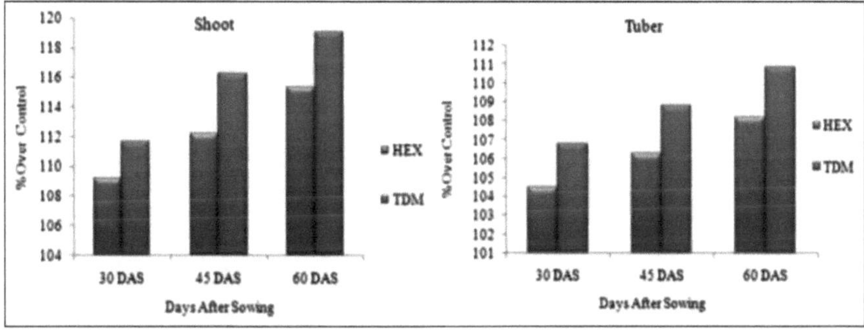

Figura 5: Efeito do hexaconazol e do triadimefão no teor proteico do rabanete

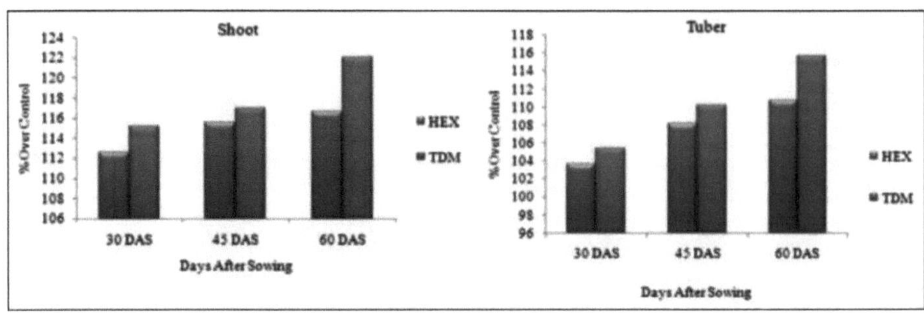

Figura 6: Efeito do hexaconazol e do triadimefão no teor de aminoácidos do rabanete

Os tratamentos TDM e HEX podem ter aumentado o teor de proteínas no rebento e no tubérculo de *R. sativus*. O teor de aminoácidos aumentou com a idade nas plantas de controlo e tratadas em todas as fases de crescimento da planta de rabanete. Os tratamentos HEX e TDM tiveram um efeito pronunciado no aumento do teor de aminoácidos para um nível mais elevado quando comparados com as plantas de controlo (Figura 6). O tratamento TDM aumentou o teor de aminoácidos em *Phaseolus vulgaris* (Mackay *et al.*, 1990), o tratamento com paclobutrazoltambém induziu um aumento moderado do teor de aminoácidos em *Catharanthus roseus* (Jaleel *et al.*, 2006). Os tratamentos com HEX e paclobutrazol aumentaram o teor de aminoácidos na cenoura (Gopi *et al.*, 2007). Entre os órgãos, o tecido foliar acumulou o nível mais elevado de aminoácidos do que o tecido do caule e da raiz. A acumulação de aminoácidos pode estar a ocorrer em resposta à alteração do ajustamento osmótico dos seus conteúdos celulares (Shao *et al*, 2007). A acumulação de aminoácidos desempenha um papel muito importante na tolerância à seca, provavelmente através do ajustamento osmótico em diferentes espécies de plantas, como a *Radix astragali* (Tan *et al.*, 2006). O aumento do teor de citocininas induzido pelos tratamentos com triazóis pode ter aumentado o teor de proteínas e aminoácidos no rebento e na raiz do rabanete.

CONCLUSÃO

A partir destes resultados, é evidente que as aplicações de triazóis a baixas concentrações aumentam fortemente a biomassa fresca e seca e também o conteúdo bioquímico em tubérculos economicamente importantes de *R. sativus*. Os compostos de triazol, como o TDM e o HEX, aumentaram a produtividade dos tubérculos. A taxa de crescimento relativo do rabanete foi elevada pelos compostos de triazol e eles aumentaram a taxa de assimilação líquida de crescimento relativo da raiz, a relação raiz/broto, mas diminuíram a biomassa do broto e a parte de armazenamento do tubérculo aumentou em todas as fases de crescimento do rabanete.

O triadimefão e o hexaconazol induziram alterações nos pigmentos fotossintéticos e na localização histoquímica do amido e do ácido ascórbico em rabanete Resumo

A experiência de campo foi realizada com o objetivo de analisar o efeito de compostos triazólicos como o triadimefão e o hexaconazol no rabanete (*Raphanus sativus* L.). Cada planta foi tratada com um litro de solução aquosa contendo 20 mg^1 triadimefon (TDM) e 20 mg^1 hexaconazole (HEX). A determinação do crescimento, dos pigmentos e os estudos histoquímicos foram observados tanto nas plantas de controlo como nas de tratamento. As folhas tratadas com TDM e HEX apresentaram diversas variações nas características anatómicas. As plantas tratadas com triazol aumentaram os pigmentos fotossintéticos, o amido, o teor de ácido ascórbico e o peso do tubérculo durante o período de crescimento, diminuindo o peso fresco e seco do rebento.

Introdução

Os reguladores de crescimento das plantas têm sido utilizados com sucesso para aumentar o rendimento em muitas culturas hortícolas e, em particular, nas culturas de tubérculos. Verificou-se que o crescimento, os pigmentos e as características anatómicas foram alterados devido à aplicação de triazol. As plantas tratadas com triazóis têm um sistema de eliminação de radicais livres mais eficiente, que lhes permite desintoxicar as espécies activas de oxigénio (KOPYRA e GWOZDZ 2003).

São cultivados e consumidos em todo o mundo. O rabanete tem numerosas variedades, que variam em termos de tamanho, cor e duração do período de cultivo necessário. O rabanete pode ser classificado em quatro tipos principais (verão, outono, inverno e primavera) e numa variedade de formas, cores e tamanhos, como o rabanete preto ou multicolorido, com raízes redondas ou alongadas que podem crescer mais do que uma pastinaga.

Daí o presente trabalho de investigação para estimar o efeito do triadimefão e do hexaconazol no crescimento, peso fresco e seco, pigmentos fotossintéticos e estudos histoquímicos de *R. sativus* L. durante o crescimento e a maturação dos tubérculos.

2. Materiais e métodos

Tratamentos e amostragens

Cada planta foi tratada com 20 mg^{-1} TDM e 20 mg^{-1} HEX aos 23, 38 e 53 dias após a sementeira (DAS). Os tratamentos foram administrados por aspersão no solo. As folhas maduras totalmente gastas das plantas que emergiram após os tratamentos foram recolhidas para análise aleatoriamente aos 30, 45 e 60 DAS de cada concentração e das plantas de controlo.

1.1. Teor total de clorofila

A clorofila a,b e os carotenóides foram extraídos das folhas. A absorvância foi medida a 645, 663 e 480 nm em espetrofotómetro (U-2001-Hitachi), utilizando acetona a 80% como branco. O teor de clorofila foi medido segundo o método de ARNON (1949).

2. Técnicas histoquímicas

2.1. Amido

Dissolveram-se 0,3 g de iodo e 1,5 g de iodeto de potássio em 100 ml de água destilada. Adicionou-se uma gota da solução à secção, lavou-se com água e observou-se ao microscópio.

Em poucos minutos, o amido apresenta uma cor azul a preta. O amido quase formado pode aparecer com uma cor vermelha a púrpura.

2.2. Localização do ácido ascórbico

A localização do ácido ascórbico foi efectuada segundo os métodos de CHAYEN (1953) e CHiNOY (1969).

Procedimento

(1) Os tubérculos saudáveis foram fixados em reagente de nitrato de prata, armazenados num frasco escuro, durante uma semana a 41° C. O material foi lavado repetidamente com álcool amoniacal (5 ml de amoníaco líquido adicionado a 95 ml de etanol a 70%) até desaparecer o precipitado branco de hidróxido de prata. O amoníaco lavou o nitrato de prata não reduzido do tecido.

(2) O material foi desidratado em série TBA, infiltrado e incorporado em cera de parafina.

(3) As lâminas foram desparafinadas e hidratadas.

(4) Desidratado em série de etanol melhorado.

(5) Limpadas em xileno e montadas em DPX.

Efeito - Apareceram grânulos negros acastanhados no local do ácido ascórbico. **Resultados**

Teor de clorofila total

O teor de clorofila total das folhas aumentou com a idade nas plantas de controlo e tratadas. Os tratamentos com triazóis aumentaram o teor de clorofila total a um nível mais elevado quando comparado com a planta de controlo. O triadimefão aumentou o teor de clorofila para um nível mais elevado e foi de 112,02 por cento em relação ao controlo aos 60 DAS e o hexaconazol também aumentou o teor de clorofila total em 111,02 por cento, respetivamente, em relação ao controlo aos 60 DAS. No entanto, foi inferior ao das plantas tratadas

com Triadimefon. (Fig. 1)

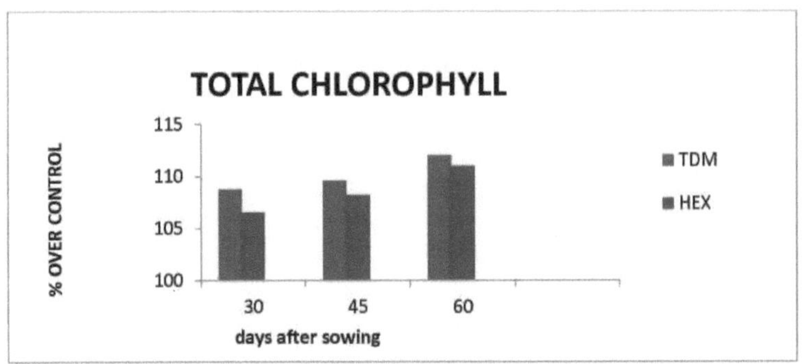

Fig.1. Variação induzida pelo triadimefão e pelo hexaconazol na clorofila total (os valores são a média ±SD0 de 3 réplicas, expressos em mg g^{-1} Fr.wt)

Teor de carotenóides

O teor de carotenóides aumentou com a idade nas plantas de controlo e tratadas em todos os dias de amostragem. O teor de carotenóides mais elevado foi observado sob o tratamento com triadimefão aos 60 DAS e foi de 102,51 por cento sobre o controlo (Fig. 2). As plantas tratadas com triazol mostraram um aumento do teor de carotenóides quando comparadas com a planta de controlo.

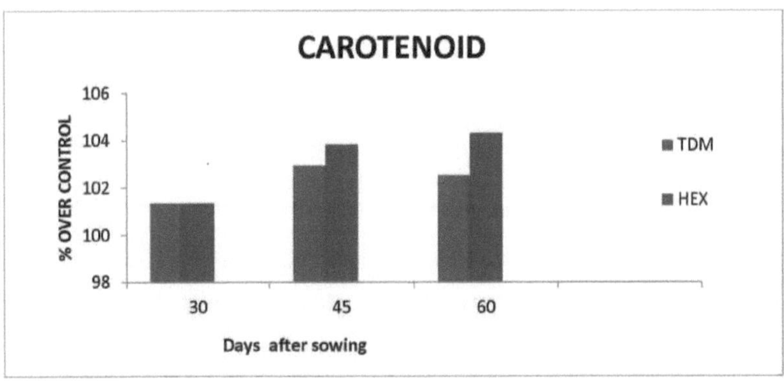

Fig.2. Variação induzida pelo triadimefão e pelo hexaconazol nos carotenóides (os valores são a média ± DP de 3 réplicas - valores expressos em mg g^{-1} Fr.wt)

Análise histoquímica;

O tratamento com triazol aumentou o teor de amido em todas as partes do rabanete. Em secção transversal, o tubérculo tem contornos circulares. Foram observados grãos de amido corados a preto no parênquima cortical e nos feixes vasculares. A quantidade de amido aumentou nos tratamentos com triazóis em comparação com as plantas de controlo. O ácido ascórbico aumentou no tratamento com triazol em comparação com as plantas de controlo. Grânulos pretos acastanhados apareceram na região cortical mais externa. (Fig.3).

Discussão

O teor de clorofila total das folhas aumentou com a idade das plantas. Os tratamentos com triazol aumentaram o teor de clorofila total para um nível mais elevado do que o controlo. O tratamento com triazol aumentou o teor de clorofila para um nível mais elevado do que o controlo no trigo (SAIRAM et al. 1989) e no pepino (FENG et al. 2003). Foram observados resultados semelhantes com tratamentos com uniconazol, LAB-150978 e BAS-110 W em cotilédones de pepino (THOMAS e SINGH 1995) e em folhas de tomate tratadas com paclobutrazol (BEROVA et al. 2000). As plantas tratadas com triazol têm normalmente um aspeto mais verde-escuro do que os controlos não tratados, e este aspeto mais verde-escuro tem sido correlacionado com o aumento do teor de clorofila (SANKHALA et al. 1985, WANG et al. 1985, e DAVIS et al.1988) e com o aumento da síntese de clorofila, como nas plântulas etioladas de *Cucumis sataivus* tratadas com triadimefão (FLETCHER et al. 1986). O tratamento com triazol aumentou o teor de clorofila no rabanete. As folhas das plantas tratadas com triazol mostraram um aumento de carotenóides quando comparadas com o controlo. Observou-se um nível mais elevado de conteúdo de corotenóides em cevada tratada com triadimefão (BUCHENAUR e ROHNER 1981) e ervilha-de-corda (GOPI et al. 1999), trigo tratado com uniconazol (FLETCHER e HOSTRA 1988), tomate (SENARATNA et al. 1988), *Zea mays* tratado com diclorobutrazol (KHALIL et al. 1995). O aumento da citocinina pelos tratamentos com triazóis foi a razão para o aumento do teor de clorofila.

O triadimefão, o unconazol e o ectaconazol aumentaram o total de hidratos de carbono não estruturais na batata e em Poa pratensis (KANE e SMILEY 1983, KAPUR et al. 1993); o paclobutrazol induziu a iniciação e a maturação de tubérculos na batata (HAVEY et al. 1991, SMIKO 1994). O tratamento com triazol aumentou o teor de amido em todas as partes da raiz de rabanete. Sabe-se que os compostos de triazol alteram o estado dos hidratos de carbono em várias plantas (Davis et al.1988). O ácido ascórbico é um componente importante do sistema de defesa antioxidante das plantas (SMIRNOFF 1996, NOTCOR e FOYER 1998, SMIRNOFF e Wheeler 1999). O ácido ascórbico tem sido alterado na regulação da fotossíntese (NTCOR e FOYER 1998), na expansão celular (SMIRNOFF 1996) e no transporte de electrões através da membrana (HOREMANS et al. 1994). O triazol aumentou o nível de antioxidantes como, tocoferol e ácido ascórbico em plântulas de tomate, e protegeu as membranas prevenindo ou reduzindo danos oxidativos (SENARATNA et al. 1988).

Fig.3. A cor preta que aparece no T.S. da planta de rabanete mostra o conteúdo de amido e a deposição de amido aumentada no rabanete tratado com triazol. A deposição de ácido ascórbico aumentou nas plantas de rabanete tratadas com triazol. A cor preta acastanhada que aparece na S.T. da planta de rabanete mostra a presença do conteúdo de ácido ascórbico.

ESTRELA

Tubérculo de rabanete em 30 DAS

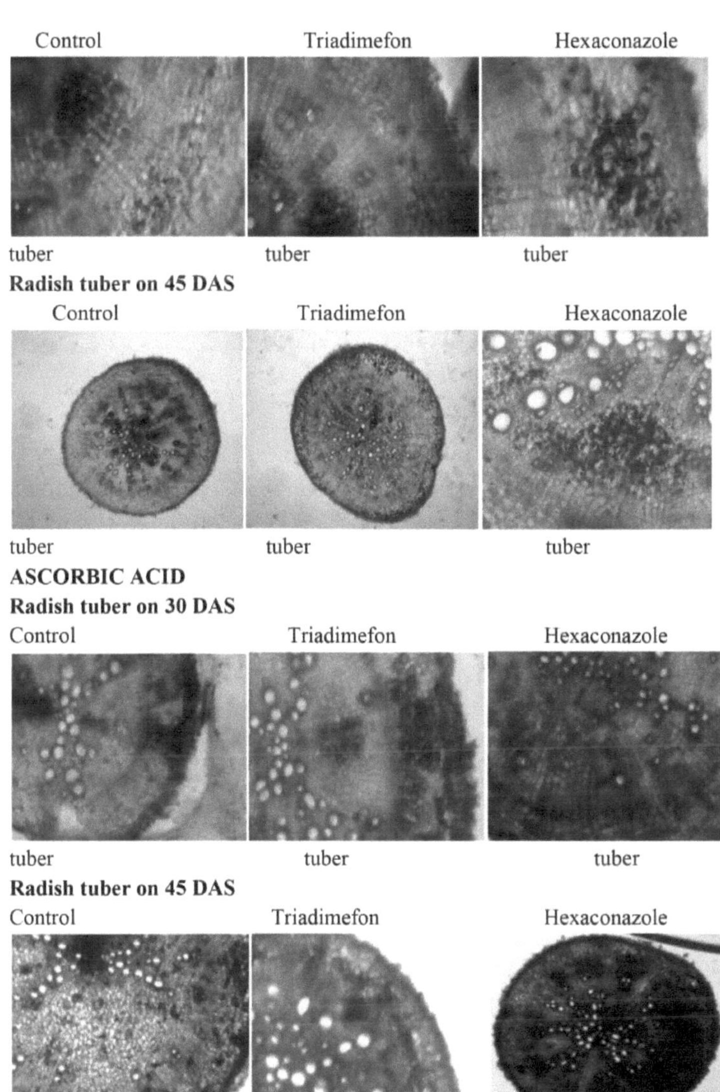

Radish tuber on 45 DAS

ASCORBIC ACID
Radish tuber on 30 DAS

Radish tuber on 45 DAS

Efeitos de compostos triazólicos na integridade da membrana e no teor de riboflavina de *Raphanus sativus* L.

Resumo:

No presente estudo, para avaliar o efeito dos triazóis, nomeadamente o triadimefão e o hexaconazol, na integridade da membrana do rabanete (*Raphanus sativus* L.), o triadimefão (TDM) 10 mglG[1] e o hexaconazol (HEX) 5 mg LG[1] foram tratados por planta num vaso, aos 8, 23, 38 e 53 dias após a sementeira (DAS). A integridade da membrana, tal como a fuga de electrólitos e a peroxidação lipídica (MDA), foram extraídas e analisadas aos 30 e 60 DAS em rebentos e tubérculos de plantas de controlo e tratadas com triazol. O teor de riboflavina também foi estimado. O tratamento com triazol aumentou o teor de riboflavina, ao mesmo tempo que diminuiu a fuga de membrana na planta *Raphanussativus* é uma importante cultura alimentar e tem também algum valor medicinal na cura de hemorróidas, perturbações hepáticas, aumento do baço e iterícia.

INTRODUÇÃO

As espécies altamente reactivas podem reagir com ácidos gordos insaturados para causar a peroxidação de lípidos essenciais da membrana no plasma ou nos organelos intracelulares. Os danos causados pela peroxidação do lema plasmático conduzem à fuga do conteúdo celular, à dessecação rápida e à morte celular. Os danos nas membranas intracelulares podem afetar as funções respiratórias das mitocôndrias, provocar a degradação dos pigmentos e a perda da capacidade de fixação do carbono nos cloroplastos. As espécies activas de oxigénio são muito reactivas e provocam uma cascata de reacções oxidativas que resultam no branqueamento da clorofila, na degradação das proteínas e na destruição das membranas. O peróxido de hidrogénio, ao contrário do superóxido, pode difundir-se facilmente através das bicamadas de fosfolípidos dos cloroplastos para o citosol e interferir com o metabolismo celular [4-6].

São também responsáveis pela degradação de proteínas, lípidos e ácidos nucleicos e desempenham um papel importante no envelhecimento e na morte celular.

Os triazóis têm sido designados como multiprotectores das plantas devido à sua capacidade de induzir tolerância nas plantas a stresses ambientais e químicos. A proteção das plantas contra stress aparentemente não relacionado com os triazóis é mediada por uma redução dos danos causados pelos radicais livres e pelo aumento do potencial antioxidante.

MATERIAIS E MÉTODOS

Tratamento com triazóis:. O triadimefão foi obtido da Bayer, Alemanha, e o hexaconazol foi obtido da imperial chemical industries, Inglaterra.

Nas experiências preliminares, foram utilizados 2, 5, 10, 15 e 20 mg de LG^1 triadimefon e hexaconazole, entre estes tratamentos, verificou-se que as concentrações de 10 mg de LG^1 triadimefon (TDM) e 5 mg de LG^1 hexaconazole (HEX) aumentam os potenciais antioxidantes e a integridade das membranas e que as concentrações mais elevadas diminuem ligeiramente o crescimento e o peso seco, pelo que foram utilizados neste estudo 10 mg de LG^1 triadimefon e 5 mg de LG^1 hexaconazole. As plântulas foram tratadas apenas com água desionizada (controlo), 10 mg de LG^1 triadimefon e 5 mg de LG^1 hexaconazole por planta aos 8, 23, 38 e 53 dias após a sementeira (DAS). Em seguida, as plantas foram colhidas aleatoriamente aos 30 e 60 DAS, separadas em tubérculos e rebentos e utilizadas para extração e ensaio da integridade da membrana do rabanete.

INTEGRIDADE DA MEMBRANA

Fuga de electrólitos: A fuga de electrólitos foi medida por. As fugas percentuais do tecido foram calculadas como o rácio entre a condutividade após 12 h e a condutividade após a ebulição (condutividade inica total).

Peroxidação lipídica: A LPO foi estimada como substâncias reactivas ao ácido tiobarbitúrico (TBARS). O teor de TBARS foi calculado de acordo com o seu coeficiente de extinção de 155 mMG^1 cmG^1 e expresso em unidades (U). Uma "U" é definida como µ mol de MDA formado minG^1 mgG^1 proteína.

Riboflavina: A atividade da riboflavina foi avaliada e descrita pelos métodos de extração padrão.

RESULTADOS E DISCUSSÃO

Integridade da membrana: As alterações na fuga de membranas e lesões podem ser medidas pela extensão da fuga de electrólitos. A fuga de electrólitos foi inibida nos tecidos das folhas e tubérculos do rabanete pelo triadimefão e pelo hexaconazol em maior extensão quando comparada com a planta de controlo (Quadro 1, Fig. 1).

Quadro 1: Efeito do triazol na fuga de electrólitos do tecido do rebento e do tubérculo do rabanete

DAS	Controlo	TDM	HEX
Atirar			
30	0.156	0.106 (67.94)	0.110 (70.51)
60	0.214	0.151 (70.56)	0.162 (75.70)
Tubérculo			
30	0.289	0.219 (75.77)	0.228 (78.89)
60	0.378	0.313 (82.82)	0.317 (83.86)

Quadro 2: Efeito das actividades de MDA em rebentos e tubérculos de rabanete (os valores são apresentados como média ± DP de seis réplicas, expressos em µmol de MDA minG ^{1} g^1 proteína)

OEA	Controlo	TBM	HEX
Atirar			
30	0.118	0.101 (85.59)	0.110 (93.22)
60	0.136	0.127 (93.38)	0.130 (95.58)
Tubérculo			
30	0.101	0.085 (84.15)	0.091 (90.09)

| 60 | 0.126 | 0.108 | (85.7.1) | 0.117 (92.85) |

Quadro 3: Triazol no teor de Rhf de rebentos e tubérculos de rabanete (os valores são apresentados como média ± DP de seis réplicas expressas em μmol de MDA minG $^{-1}$ g^{-1} proteína)

DAS	Controlo	TDM	HEX
Atirar			
30	0.040	0.044	0.092
60	0.061	0.069	0.065
Tubérculo			
30	0.081	0.084	0.082
60	0.088	0.099	0.094

O triazol alterou a biossíntese de esteróis e mudou a composição de esteróis na membrana plasmática. Esta alteração na composição do esterol pode induzir alterações na membrana celular que podem refletir-se no aumento da estabilidade da membrana, na aclimatação e na resistência ao gelo, como observado nas plantas. [Os triazóis alteraram as propriedades da membrana e facilitaram a remoção da área danificada nas membranas. Esta composição alterada de esteróis, a remoção da área danificada na membrana e o aumento do teor de cinetina induzido pelo triadimefão e pelo hexaconazol podem ter facilitado o aumento da estabilidade da membrana no rabanete, diminuindo assim a fuga de electrólitos.

A peroxidação lipídica é uma medida da lesão da membrana. As plantas tratadas com TDM e HEX mostraram uma menor peroxidação lipídica nas plantas de rabanete quando comparadas com as plantas de controlo (Quadro 2, Fig. 2). A peroxidação lipídica é

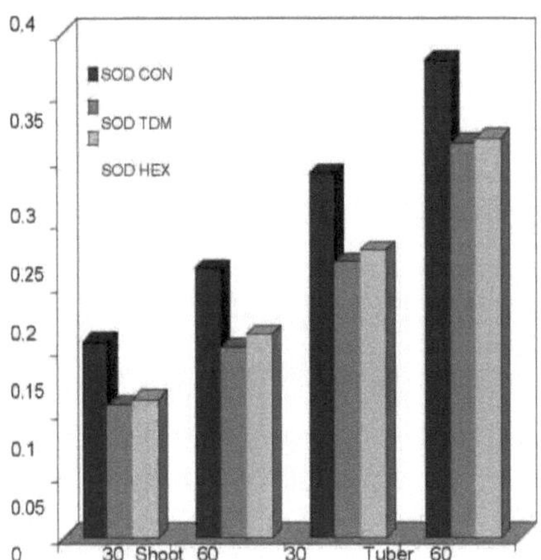

Fig. 1: Efeito do triazol na fuga de electrólitos do tecido do rebento e do tubérculo do rabanete.

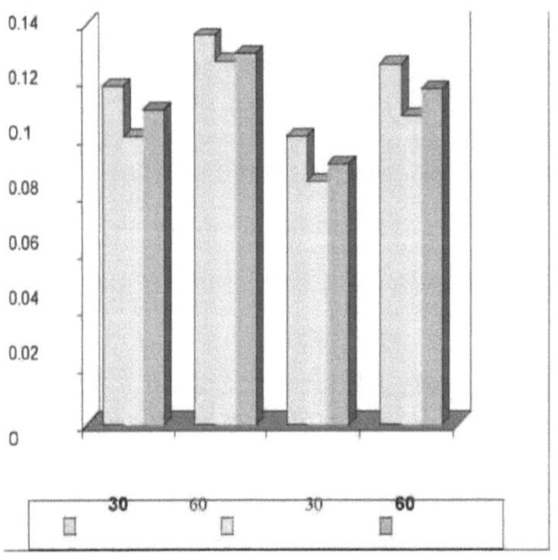

Fig. 2: Efeito da ativação do MDA em rebentos e tubérculos de rabanete (os valores são apresentados como média±Sd de seis repetições expressas em mmol de MDA minG¹ proteína)

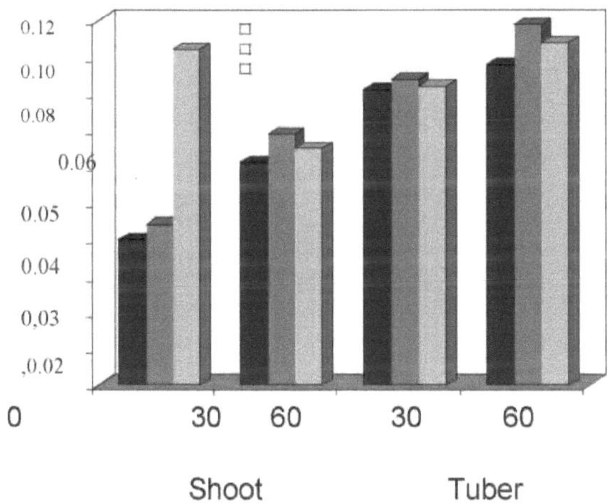

Fig. 3:Triazol no teor de Rbf de rebentos e tubérculos de rabanete (os valores são apresentados como média ± DP de seis réplicas expressas em mg g-1 F.W)

medido pelo malonoldialdeído (MDA) libertado O uniconazol reduziu a fuga de electrólitos e a acumulação de MDA e, consequentemente, diminuiu a peroxidação lipídica induzida pelo calor nas plantas

Um dos triazóis da planta tratada com cetoconazol pode aumentar o teor de riboflavina (Quadro 3, Fig. 3) pode aumentar a estabilidade da membrana e evitar a degradação da membrana devido à oxidação do componente lipídico da membrana pelas espécies reactivas de oxigénio. Está envolvida na peroxidação lipídica e é oxidada para atuar como um aceitador de electrões

Os compostos triazólicos, como o triadimefão (TDM) e o hexaconazol (HEX), são amplamente utilizados como fungicidas e possuem também propriedades reguladoras do crescimento das plantas em graus variáveis [6,7]. Um fator abiótico como um fungicida TDM, HEX deve aumentar a produção de radicais livres tóxicos de H_2O_2, O_2-, O_2 ou OH, que devem ser desintoxicados em termos de aumento das actividades antioxidantes. O aumento da atividade antioxidante não enzimática de AA, RBF, "-toc, GSH e antioxidante enzimática como SOD, APX, CAT sob tratamento TDM, HEX pode ser um indicador dos mecanismos de proteção das plantas sob stress abiótico. A inibição da fuga de electrólitos e a diminuição da peroxidação lipídica no tecido do rabanete podem ser correlacionadas e podem ser o resultado de uma maior integridade da membrana induzida por tratamentos com triazóis.

Respostas de potenciais antioxidantes não enzimáticos em rabanete por compostos triazólicos

Resumo:

Foi efectuado um estudo para avaliar o efeito dos triazóis, nomeadamente o triadimefão e o hexaconazol, no potencial antioxidante não enzimático do rabanete (*Raphanus sativus* L.). O triadimefão (TDM) 10 mg^{l-1} e o hexaconazol (HEX) 5 mgLG^1 foram tratados por planta num vaso, aos 8, 23,38 e 53 dias após a sementeira (DAS). Os teores de antioxidantes não enzimáticos, como o ácido ascórbico (AA), a glutationa reduzida (GSH) e o "-tocoferol ("-toc) (RBF) foram extraídos e analisados aos 30 e 60 DAS em rebentos e tubérculos de plantas de controlo e tratadas com triazol. O tratamento com triazol aumentou os antioxidantes não enzimáticos na planta *Raphanus sativus*.

INTRODUÇÃO

O radical livre é uma espécie química com um eletrão não emparelhado que pode ter carga neutra, positiva ou negativa. Embora só existam quatro metabolitos de oxigénio comuns no sistema biológico dos radicais livres, são eles: i) anião superóxido (O^{-2}), ii) peróxido de hidrogénio (H_2O_2), iii) radical hidroxilo (OH) e iv) oxigénio simples (O_2) [1]. Estes radicais livres podem ser formados por reação enzimática a partir de substâncias não-auto-oxidáveis, tais como alcanos halo, fenóis, compostos nitro e aminas aromáticas [2]. Os radicais livres também se formam quando os constituintes celulares são expostos a radiações ionizantes [3]. Nas plantas superiores, a dissipação do excesso de energia fotoquímica é uma resposta imediata e precisa que ocorre através da irradiação de calor, da alternância de sumidouros para os elementos fotossintéticos e da desregulação do sistema fotográfico II [4-7].

A foto-redução do oxigénio é um importante sumidouro alternativo para o consumo de energia em excesso, mas está associada a um aumento da produção de intermediários reactivos de oxigénio, como o peróxido de hidrogénio (H2O2), o anião superóxido (02), o radical hidroxilo (OH) e o oxigénio (02) [810]. O anião superóxido também pode ser formado durante as condições de foto-inibição, em que um eletrão do sistema fotográfico I é aceite pelo dioxigénio, produzindo superóxido [4-9]. As condições de stress também resultam numa taxa elevada da cadeia de transporte de um único eletrão para o oxigénio molecular, resultando na formação de radicais superóxido e na consequente produção de peróxido de hidrogénio e de radicais hidroxilo.

As duas principais classes de defesas das plantas contra o stress oxidativo podem ser classificadas como sistemas não enzimáticos e enzimáticos. A primeira classe (não enzimática) é constituída por pequenas moléculas, como o ácido ascórbico, a glutationa, o "-tocoferol, a glutationa reduzida e a riboflavina, que podem reagir diretamente com as espécies reactivas de oxigénio, as defesas de segunda classe (enzimáticas) têm a capacidade de eliminar superóxidos através das enzimas superóxido dismutase, ascorbato peroxidase, peroxidase e catalase algumas defesas antioxidantes não enzimáticas e enzimáticas incluem enzimas capazes de remover, neutralizar ou eliminar radicais livres e oxi-intermediários. Sem estas defesas, as plantas não poderiam converter eficazmente a energia solar em energia química.

Os compostos de triazol afectaram as actividades de várias enzimas, especialmente as relacionadas com a desintoxicação de espécies activas de oxigénio e o metabolismo antioxidante.Também protegem as plantas de stresses bióticos e abióticos, incluindo agentes patogénicos fúngicos, seca, salinidade, poluição atmosférica e temperaturas baixas e altas, e também afectam a via dos isoprenóides e alteram o nível de certas hormonas vegetais, inibindo a síntese de giberelina, reduzindo a evolução do etileno e aumentando os níveis de citocinina-cinetina. Alguns dos trabalhos anteriores realizados no nosso laboratório revelaram as alterações morfológicas e fisiológicas associadas ao tratamento com triazóis em várias plantas, incluem a inibição do crescimento das plantas, o aumento dos níveis de clorofila, o aumento dos cloroplastos, a espessura do tecido foliar, o aumento da relação raiz/parte aérea e o aumento dos potenciais antioxidantes. Por conseguinte, é necessário investigar a eficácia deste composto no aumento dos potenciais antioxidantes em plantas de rabanete branco, a fim de aumentar as suas propriedades medicinais e torná-las uma cultura de tubérculos valiosa. Assim, este estudo tem como objetivo avaliar a capacidade do triazol para melhorar os potenciais antioxidantes e a integridade da membrana, com especial ênfase nos constituintes do potencial antioxidante e da integridade da membrana.

MÉTODOS

Teor de ácido ascórbico: O teor de ácido ascórbico (AA) foi testado conforme descrito por Omaye *et al.* [18]. O teor de AA foi determinado utilizando uma curva padrão preparada com AA e os resultados foram expressos em mg gG^1 peso seco (DW).

Glutatião reduzido: O conteúdo de GSH foi testado conforme descrito por Griffith e Meister [19]. Os conteúdos de GSH foram expressos em µg gG^1 peso fresco (FW).

A atividade do "-tocoferol ("-toc) foi testada como descrito por Backer *et al.* [20]. O conteúdo de "-toc foi calculado usando um gráfico padrão feito com uma quantidade conhecida de "-toc e expresso em mg gG^1 peso fresco (FW).

RESULTADOS E DISCUSSÃO

O tratamento com triazol aumentou o teor de AA, antioxidante não enzimático (Quadro 1, Fig. 1) no rebento e no tubérculo quando comparado com a planta de controlo. Entre os órgãos, o tubérculo apresentou maior teor de AA quando comparado com

o rebento, o teor de "-tocoferorl também aumentou em ambos os órgãos pelo tratamento com triazol, quando comparado com a planta de controlo, o teor de glutationa reduzida também aumentou em ambos os órgãos por 15 mg de triadimefão e 5 mg de hexaconazol quando comparado com a planta de controlo entre os tratamentos, o triadimefão tinha um teor mais elevado quando comparado com o tratamento com hexaconazol,

Foi proposto que o AA desempenha um papel na regulação da fotossíntese, na expansão celular e no transporte de electrões transmembranares. O triazol aumentou o nível de antioxidantes como o AA e o "-tocoferol nas plântulas e protegeu as membranas, prevenindo ou reduzindo os danos oxidativos. O AA actua como antioxidante, protegendo as células contra o stress oxidativo,

O teor de "-tocoferol aumentou com o tratamento com triazol no rabanete (Quadro 2, Fig. 2). É sintetizado nos cloroplastos e está intimamente associado à membrana tilacoide dos cloroplastos. A membrana tilacoide, que contém lípidos insaturados substanciais, é um dos principais locais de danos oxidativos através da peroxidação lipídica, O triazol aumentou os níveis de antioxidantes como o "-tocoferol e o ascorbato e melhorou as actividades da peroxidase e da catalase no tomate. O teor de GSH aumentou sob a aplicação de triazol no rabanete (Quadro 3, Fig. 3). O aumento de GSH pode ser correlacionado com a sua capacidade de eliminar o oxigénio simples, os peróxidos e os radicais hidroxilo e está envolvido na reciclagem de AAA na via ascorbato glutatião em

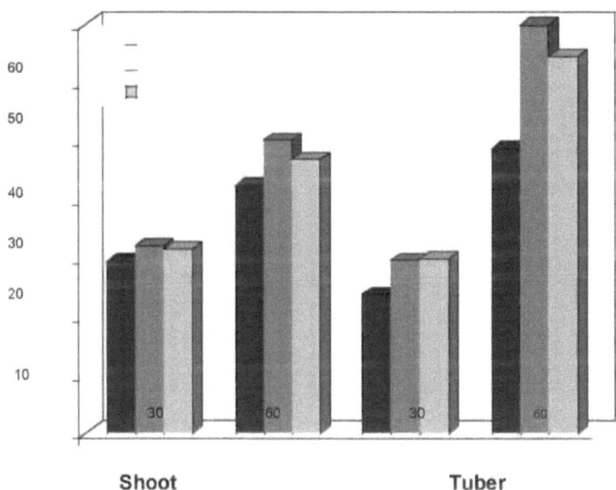

Fig. 1: Efeito de 10 mg L-1 TDM e 5mg L-1 HEX no teor de AA dos rebentos e tubérculos de rabanete (valores apresentados como média ± DP de seis réplicas expressos em mg g-1 F.W)

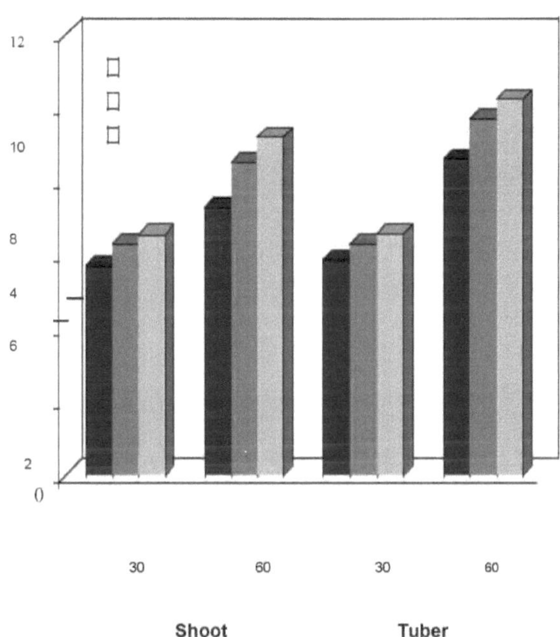

Fig. 2: Efeito da TDM e do HEX no teor de a - COT do rebento e do tubérculo do rabanete (valores apresentados como média ± DP de seis réplicas, expressos em mg g-1 F.W)

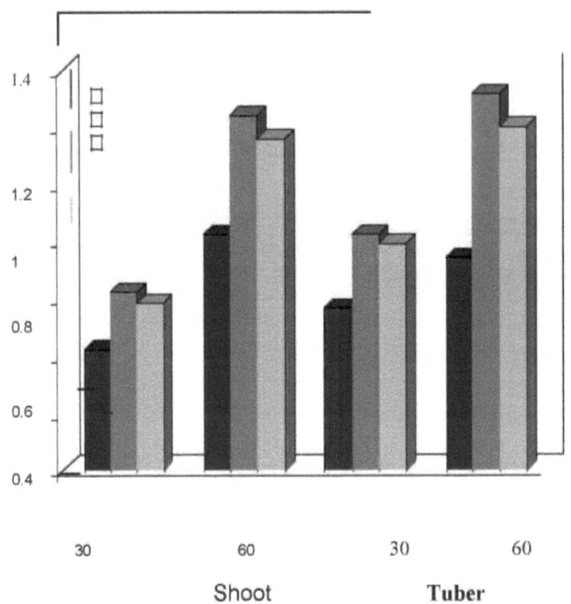

Fig. 3: Efeito da TDM e do HEX no teor de GSH dos rebentos e tubérculos de rabanete (valores apresentados como média ± DP de seis réplicas, expressos em mg g-1 F.W)

Quadro 1: Efeito de 10 mg L-1 de TDM e 5 mg L-1 de HEX no teor de AA dos rebentos e tubérculos de rabanete (valores apresentados como média ± DP de seis réplicas, expressos em µg g-1 F.W)

Das	Controlo	TDM 10mg LG[1]	HEX 5 mg LG[1]
Atirar			
30	29.46	32.09 (108.94)	31.50 (106.58)
60	42.45	50.26 (118.42)	46.91 (110.53)
Tubérculo			
30	23.78	29.57 (124.36)	29.82 (125.42)
60	48.68	69.84 (143.48)	64.42 (132.34)

Quadro 2:   Efeito do TDM e do HEX no teor de "-TOC do rebento e do tubérculo do rabanete (os valores são apresentados como média ± DP de seis réplicas, expressos em µg g-1 F.W)

Das	Controlo	TDM 10mg LG[1]	HEX5-mgLG[1]
Atirar			
30	5.72	6.31 (110.41)	6.54(114.36)
60	7.27	8.50 (116.92)	9.21 (126.76)
Tubérculo			
30	5.85	6.28 (107.46)	6.58 (112.64)

| 60 | 8.62 | 9.71 (112.65) | 10.22 (118.65) |

Quadro 3: **Efeito do TDM e do HEX no teor de GSH dos rebentos e tubérculos do rabanete (valores apresentados como média ± DP de seis réplicas, expressos em µg g-1 F.W)**

Das	Controlo	TDM	HEX
Atirar			
30	0.421	0.621	0.585
60	0.821	1.241	1.158
Tubérculo			
30	0.562	0.821	0.790
60	0.740	1.315	1.202

Cloroplastos. Uma das plantas tratadas com triazol ou cetoconazol pode aumentar o teor de riboflavina, aumentar a estabilidade da membrana e evitar a degradação da membrana devido à oxidação do componente lipídico da membrana pelas espécies reactivas de oxigénio, que está envolvido na peroxidação lipídica e oxidado para atuar como aceitador de electrões. A partir dos nossos resultados, pode concluir-se que a aplicação de TDM e HEX pode aumentar em grande medida a quantidade de antioxidantes não enzimáticos, o que é muito importante para a redução dos valores económicos da planta.

O triadimefão e o hexaconazol alteram o perfil das enzimas antioxidantes do rabanete

Resumo:

No presente estudo, para avaliar o efeito do triazol viz. triadimefão e hexaconazol no metabolismo antioxidante de *Raphanus sativus*. O triadimefão (TDM) 10 mg ^{Al1} e o hexaconazol (HEX) 5 mg LG^1 foram tratados por planta num vaso, aos 8, 23, 38 e 53 dias após a sementeira (DAS). As enzimas antioxidantes, como a superóxido dismutase (SOD), a ascorbato peroxidase (APX) e a catalase (CAT), foram extraídas e analisadas aos 30 e 60 DAS em rebentos e tubérculos de plantas de controlo e tratadas com triazol. O tratamento com triazol aumentou os antioxidantes enzimáticos na planta.

INTRODUÇÃO

Os compostos de triazol são produtos químicos que pertencem a uma classe de compostos conhecidos como inibidores da biossíntese do ergosterol e são utilizados como fungicidas e como reguladores do crescimento das plantas. Os compostos de triazol são caracterizados por uma estrutura em anel com 3 átomos de azoto, um clorofenilo e uma cadeia lateral de carbono. A eficácia como fungicida ou PGR é determinada pela configuração estereoquímica do substituinte na cadeia de carbono.

Também protegem as plantas de stresses bióticos e abióticos, incluindo agentes patogénicos fúngicos, seca, salinidade, poluição atmosférica e temperaturas baixas e altas. Por conseguinte, é necessário investigar a eficácia deste composto no reforço dos potenciais antioxidantes em plantas de rabanete branco, a fim de aumentar as suas propriedades medicinais e torná-las uma cultura de tubérculos valiosa. Assim, este estudo tem como objetivo avaliar a capacidade do triazol para melhorar os potenciais antioxidantes e a integridade das membranas, com especial ênfase nos constituintes do potencial antioxidante e da integridade das membranas.

Exemplos de enzimas de defesa antioxidante incluem os peróxidos de ascorbato e a glutatião redutase, que se acredita eliminarem o H2O2 nos cloroplastos e nas mitocôndrias, respetivamente. As catalases e peroxidases que removem o H2O2 de forma eficiente e as superóxido dismutases que eliminam o anião superóxido. Entre estas, a CAT e a SOD são as enzimas antioxidantes mais eficientes e a sua ação combinada reutraliza o potencialmente perigoso radical superóxido (o_{-2}) e a peroxidase de hidrogénio ($H2O2$) em água ($H2O$) e oxigénio molecular (o_2), evitando assim danos celulares. As actividades das enzimas antioxidantes, como a peroxidase ascórbica, a catalase e a superóxido dismutase, são reguladas positivamente em resposta a várias pressões abióticas, como a seca, as intensidades luminosas elevadas, o ozono, o So2, os UV-B e a salinidade.

Métodos experimentais

Extracções e ensaios de enzimas antioxidantes Superóxido Dismutase (SOD EC; 1.15.1.1): A atividade da SOD (EC 1.15.1.1) foi avaliada de acordo com Beauchamp e Fridovich [21]. A atividade da SOD foi expressa em unidades (U mgG^1 protein). Uma U é definida como a quantidade de alteração na absorvância em 0,1 hrG^1 mgG^1 proteína.

Ascorbato peroxidase: A atividade da ascorbato peroxidase (APX) (EC 1.11.1.1) foi determinada de acordo com Asada e Takahashi [22]. A atividade enzimática foi expressa em U mgG^1 proteína (U = alteração na absorvância de 0,1 minG^1 mgG^1 proteína).

Catalase (CAT, 1.11.1.6): A catalase (CAT) (EC 1.11.1.6) foi medida de acordo com Chandlee e Scandalios(23). A atividade enzimática foi expressa em U mgG^1 proteína (U = 1 mM de redução de H2O2 minG^1 mgG^1 proteína).

RESULTADOS E DISCUSSÃO

O tratamento com triazol aumentou as actividades antioxidantes enzimáticas

SOD nos rebentos e nos tubérculos em todas as fases de crescimento, quando comparado com a planta de controlo (Quadro 1, Fig. 1). Do mesmo modo, as actividades daAPX (Quadro 2, Fig. 2) e da CAT (Quadro 3, Fig. 3) também aumentaram com os tratamentos com triazol viz-10mg L-1 de triadimefão e 5mg L-1 de hexaconazol, em comparação com a planta de controlo. A SOD é um dos principais eliminadores de espécies reactivas de oxigénio e catalisa a dismutação

Quadro 1: Efeito do triazol nas actividades da SOD em rebentos e tubérculos de rabanete (os valores são apresentados como média ± DP de seis réplicas, expressos em unidades por hora mg-1proteína)

Das	Controlo	TDM	HEX
Atirar			
30	1.268	1.427 (112.53)	1.427(112.53)
60	2.331	2.876 (123.38)	2.947(126.42)
Tubérculo			
30	0.526	0.559(106.27)	0.569 (108.17)
60	0.924	1.053 (113.96)	1.093 (118.29)

Quadro 2: Efeito do triazol nas actividades APX de rebentos e tubérculos de rabanete (os valores são apresentados como média ± DP de seis réplicas, expressos em μg^{g-1} f.w)

Das	Controlo	TDM	HEX
Atirar			
30	0.225	0.280	0.248
60	0.298	0.341	0.340
Tubérculo			
30	0.137	0.151	0.148
60	0.212	0.260	0.258

3. efeito do triazol nas actividades de CAT de rebentos e tubérculos de rabanete (os valores são apresentados como média ± DP de seis réplicas expressas em μmol de H2O2 decomposto por min mg^{g4} f.w)

Das	Controlo	TDM	HEX
Atirar			
30	0.508	0.552(108.66)	0.551 (107.85)
60	0.542	0.643 (118.63)	0.617(113.83)
Tubérculo			
30	0.376	0.401 (106.64)	0.405 (107.71)

60   0.413   0.490 (118.64)   0.486(117.67)

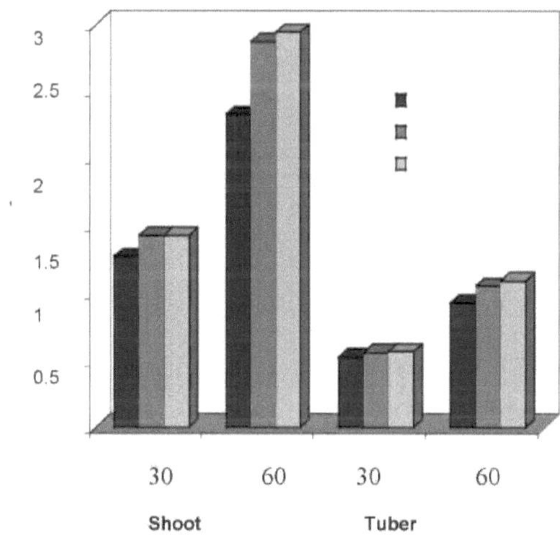

Fig.1 Efeito do triazol nas actividades da SOD em rebentos e tubérculos de rabanete (os valores são apresentados como média ± DP de seis réplicas, expressos em unidades por hora mg-1proteína)

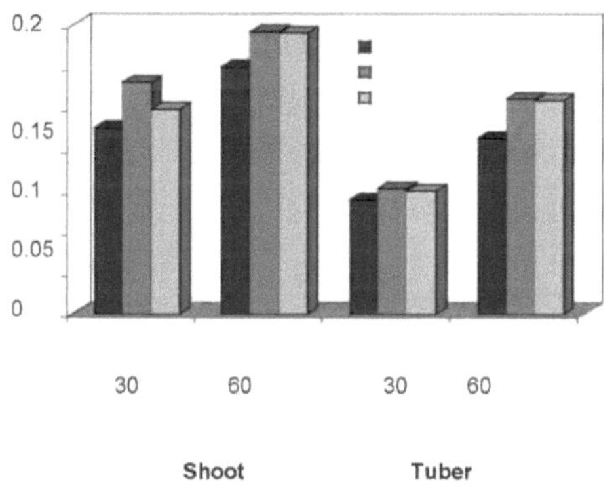

Fig.2 Efeito do triazol nas actividades APX de rebentos e tubérculos de rabanete (os valores são apresentados como média ± DP de seis réplicas expressas em mg g-1 f.w)

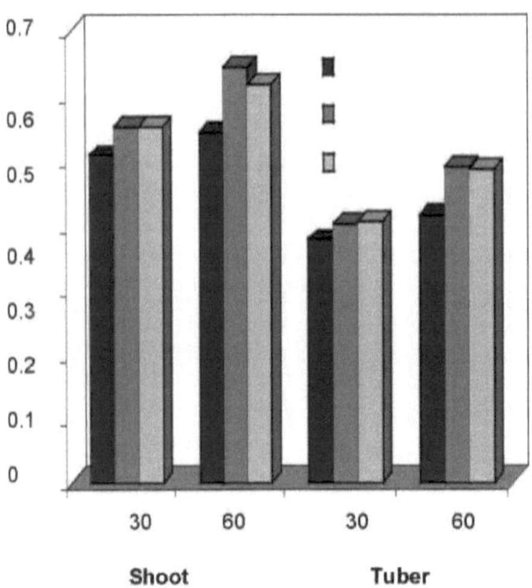

Fig.3 Efeito do triazol nas actividades da CAT em rebentos e tubérculos de rabanete (os valores são apresentados como média ± DP de seis réplicas, expressos em mmol de H2O2 decomposto por min mg g-1 f.w)

O tratamento com triazol aumentou a atividade da SOD, GHS e APX nas folhas e raízes das plantas. Acredita-se que a APX encontrada nos organelos elimina o H2O2 produzido a partir dos organelos, enquanto a função da Apx citosólica é provavelmente eliminar o H2O2 produzido no citosol ou apoplastos e o que se difundiu dos organelos. No cloroplasto, o H2O2 pode ser desintoxicado pelo sistema ASA-GSH-NADPH que é catalisado pela APX [8-14]. A planta tratada com PBZ aumentou a atividade da APX. A CAT é uma enzima tetramétrica contendo sheme que catalisa a dismutação do H2O2 em água e oxigénio. Estão localizadas principalmente nos peroxissomas. Há uma proliferação de peroxissomas durante o stress, o que pode ajudar na eliminação de H2O2 e na difusão a partir do citosol.

Os compostos triazólicos, tais como o triadimefão (TDM) e o hexaconal (HEX), são amplamente utilizados como fungicidas e possuem também diferentes graus de propriedades reguladoras do crescimento das plantas. Um fator abiótico, como um fungicida TDM, HEX, deve provocar um aumento da produção de radicais livres tóxicos de H2O2, O2-, O2 ou OH, que devem ser desintoxicados em termos de aumento das actividades antioxidantes. O aumento da atividade de antioxidantes enzimáticos como SOD, APX, CAT sob tratamento com TDM e HEX pode ser um indicador dos mecanismos de proteção das plantas sob stress abiótico.

CONTRIBUIÇÃO PARA A SOCIEDADE

A população mundial exige a necessidade de aumentar a produção de culturas alimentares e de legumes com elevado teor de calorias e hidratos de carbono por unidade de superfície. Neste futuro, a procura de carne e o controlo da segurança alimentar tornam essencial o aumento da produtividade das plantas. Neste fenómeno, a investigação, a propagação de plantas para abordagens científicas. A utilização bem sucedida de triazol aplicado exogenamente a baixas concentrações é uma ferramenta agronómica potencial para aumentar a qualidade e a quantidade da produção de tubérculos. O aumento do rendimento, como a biomassa do tubérculo, os valores bioquímicos e nutricionais foram mais elevados quando comparados com as plantas de controlo do rabanete. Neste campo de cultivo foram contactados em Tamil nadu e drenados para os agricultores, bons inconvenientes, custo de despesas muito baixo e lucro económico para o cultivo de tubérculos de rabanete.

O efeito dos compostos de triazol no crescimento e rendimento do rabanete.

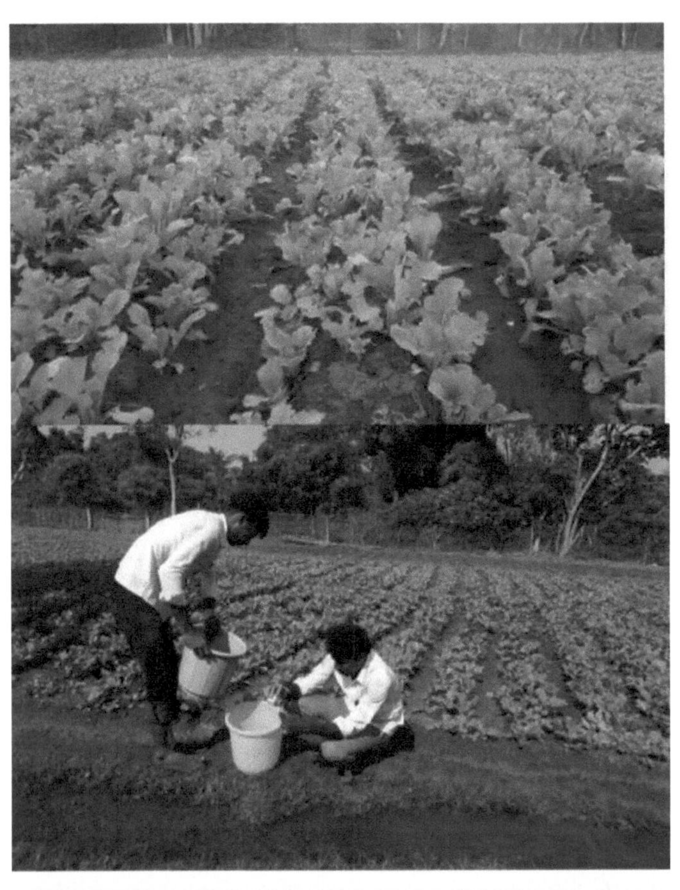

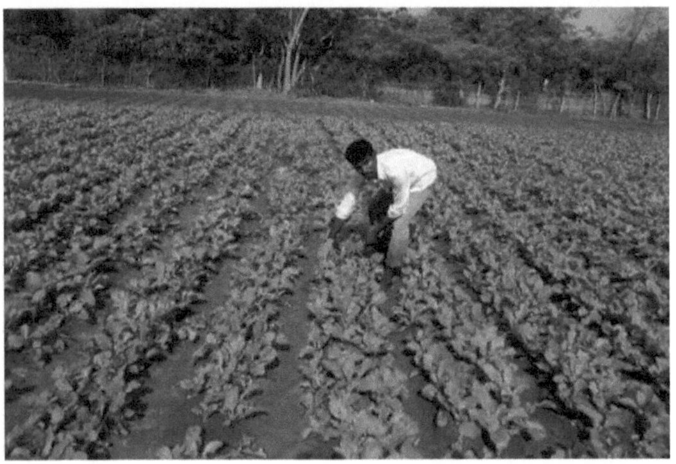

Resumo das conclusões

A partir da investigação, o efeito dos compostos de triazol no crescimento e no rendimento do rabanete branco (*Raphanus sativus* L.) A planta propagou-se com sucesso para as seguintes conclusões.

S Os fungicidas azólicos pertencem ao grande grupo dos inibidores da biossíntese do ergosterol que interferem na biossíntese dos esteróides fúngicos e certos compostos azólicos interferem na biossíntese das giberelinas e influenciam a morfogénese das plantas, indicando a sua possível utilização como reguladores do crescimento das plantas.

Os compostos de triazol a baixa concentração desempenham um papel importante na produção de tubérculos de elevado valor e actuam como retardadores de crescimento, melhoram a mudança de partição para fotoassimilados das folhas para os tubérculos, aumentam o crescimento dos tubérculos, induzem a tolerância das plantas ao stress biótico e abiótico, podendo este carácter ser utilizado na produção de tubérculos e atuar também como fungicidas sistémicos para controlar as doenças fúngicas em plantas e animais.

S O peso fresco e seco dos rebentos foi significativamente inibido nas plantas tratadas com triadimefão e hexaconazol, mas o crescimento das partes económicas do tubérculo aumentou da mesma forma que o peso fresco e seco do tubérculo do rabanete em todas as fases de crescimento quando comparado com as plantas de controlo.

J Os compostos triazólicos aumentaram os pigmentos fotossintéticos, como a clorofila total, os carotenóides, a antocianina e o teor de xantofilas das folhas de *Raphanus sativus.*

J Os constituintes bioquímicos, como o teor de amido, proteínas, aminoácidos, açúcar total e sacarose, aumentaram gradualmente com os tratamentos com triazóis, em comparação com as plantas de controlo.

J Os compostos triazólicos inibiram a fuga de electrólitos nos tecidos do rebento e do tubérculo. A inibição da fuga de electrólitos no tecido do tubérculo foi ligeiramente superior quando comparada com o rebento do rabanete.

J Ambos os tratamentos com triazóis inibiram a atividade da α- e da β-amilase no rebento e no tubérculo de readish. Entre os triazóis, as plantas tratadas com HEX apresentaram uma maior inibição do que as plantas tratadas com TDM.

J Os tratamentos com triazóis aumentaram os constituintes antioxidantes mais elevados, como os teores de ácido ascórbico e de α-tocoferol.

Os tratamentos TDM e HEX aumentaram significativamente a atividade das enzimas antioxidantes como a SOD, a APX e a CAT, entre esses tratamentos, enquanto toda a atividade antioxidante enzimática aumentou a um nível mais elevado na raiz e nas folhas de *Raphanus sativus* tratadas com TDM.

J De um modo geral, os tratamentos com triazóis inibem significativamente o metabolismo dos hidratos de carbono no tubérculo e no rebento, devido à síntese de hidratos de carbono de *Raphanus sativus* em todos os dias de amostragem.

Referências

❖ ARNON, D.I., 1949: Enzimas de cobre em cloroplastos isolados, polifenol oxidase em Beta vulgari L. Plant Physiol 24, 1-15.

❖ Asada, K., 1992. Ascorbate peroxidase-a hydro-scavenging enzyme in plants, Physiol. Plant, 85: 235-241.

❖ Backer, H., O. Frank, B. De Angells e S. Feingold, 1980. Plasma tocopherol in man at various times after ingesting free or acetylated tocopherol. Nutr. Res. Internat, 21: 531-536.

❖ Bausher MG, Yelenosky G. Morphological changes incitrus associated with relatively high concentrations of paclobutrazol. J Plant Growth Regul 1987;5:139-47.

❖ Beggs, C.J. e E. Wellmann, 1985. Analysis of light controlled anthocyanin synthesis in coleoptiles of Zea mays L. The role of UV-B blue red and far red light. Photochem. Photobiol, 41: 401-406.

❖ BEROVA, M., ZLATER, Z., STOEVA, N., 2002: Effectof Paclobutrazol on wheat seedlings under low temperature stress. Bulg. J. Plant Physiol 28(12), 75-84.

❖ BEROVA, M., ZLATEV, Z., STOEVA, N., 2000: Resposta fisiológica e rendimento de plantas de tomate (Lycopersicon esculentum) tratadas com paclobutrazol. Plant Growth Regul. 30, 117-123.

❖ Bora KK, Mathur SR, Ganesh R, Bohra SP (2002) Effect of paclobutrazol on water loss of excised groundnut seeds. Bioregulants and Applied Plant Biotechnology. Pointer Publishers, Índia, pp. 58-64.

❖ Bradford MM. Um método rápido e sensível para a quantificação de quantidades de microgramas de proteínas utilizando o princípio da ligação proteína-corante. Anal Biochem 1976;72:248-54.

❖ Buchenauer H, Grossmann F. Triadimefon: Modo de ação em plantas e fungos. Neth J Plant Pathol 1977;83:93-103.

❖ BUCHENAUER, H., ROHNER, E., 1981: Efeitos do triadimefão e do triadimeno no crescimento de

❖ Burell MM, Kruger NJ. (ed). Plant Carbohydrate Biochemistry. Oxford: Bios. Scientifics Publishers. 215-229.

❖ C.A. Jaleel, P. Manivannan$_1$ G. M. A.Lakshmanan, R. Panneerselvam, Triadimefon induziu alterações no metabolismo antioxidante e na produção de ajmalicina em Catharanthus roseus (L.)G. Don. Plant Sci.171 (2006) 271276.

❖ Clegg KM. A aplicação do reagente de antrona à estimativa do amido em cereais. J Sci Food Agric 1956;7:40-4.

❖ Davis TD, Steffens GL, Sankhla N. Reguladores do crescimento das plantas à base de triazóis. In: Kamocl J, editor. Horticulture Reviews.V. 10. Portland, Oregon: Timber Press; 1988. p. 63-105.

❖ DAVIS, T.D., CURRY, E.A., 1991: Regulação química do crescimento vegetativo. Critic. Rev. Plant Sci 10,151-188.

❖ DAVIS, T.D., STEFFENS G.L., SANKHLA, N., 1988: Reguladores do crescimento das plantas à base de triazóis. In: Janick, J. (ed.). Hort. Rev. Timber Press, Portland, Oregon, 10, 63 -105.

❖ Dhindsa, R.S., P. Plumb-Dhindsa e T.A. Thorpe, 1981. Leafsenescence and lipid peroxidation. Effects of some phytohormones and scavengers of free radicxals and singlet oxygen. Physiol. Plant, 56: 453-457.

❖ FENG, Z., GUO E FENG, 2003: Amelioraton of chilling stress by Triadimefon in cucumber seedlings. Regulação do Crescimento das Plantas, 30, 277-283.

❖ Fletcher RA, Arnold V. Stimulation of cytokinins and chlorophyll synthesis in cucumber cotyledons by triadimefon. Physiol Plant 1986;66:197-201.

❖ Fletcher RA, Gilley A, Sankhla N, Davis TM. Triazoles como reguladores do crescimento das plantas e protectores do stress. Hortic Rev 2000;24:56-138.

❖ Fletcher RA, Hofstra G. Improvement of uniconazole induced protection in wheat seedlings (Melhoria da proteção induzida pelo uniconazol em plântulas de trigo). J Plant Growth Regul 1990;9:207-12.

❖ FLETCHER, R.A., ARNOLD, V., 1986: Estimulação de citocininas e síntese de clorofila em cotilédones de pepino triadimenton Physiol. Plant.66, 197-201.

❖ Fletcher, R.A., Gilley, A., Sankhla, N., Davis, T.M., 2000: Triazoles como reguladores de crescimento de plantas e protectores de stress. Hort. Rev 24, 56-138.

❖ FLETCHER, R.A., HOFSTRA, G., 1988: Os triazóis como potenciais protectores das plantas. In: Berg, D. e M.plempel(ed.), Sterol biosynthesis inhibiters Ellis Horwood Ltd., Cambridge, England.321-331.

❖ Fletcher, RA, Hofstra, G., 1990: Melhoria da proteção induzida pelo uniconazol em plântulas de trigo. J Plant Growth Regulation 9,207-212.

❖ Foyer, C.H., 1996. Metabolismo do oxigénio e transporte de electrões na fotossíntese. In: Oxidative stress and the molecular biology of antioxidant defenses (ed.). J. Scandalios. Cold spring Harbor Laboratory Press, Nova Iorque, pp: 587-621.

❖ Gao J, Hofstra G, Fletcher RA (1988) Alterações anatómicas induzidas por triazóis em plântulas de trigo. Can J Bot 66:1178-1185.

❖ Gomathinayagam M., Jaleel C.A., Lakshmanan G.M.A., Panneerselvam R. (2007): Alterações no metabolismo dos hidratos de carbono pelos reguladores de crescimento triazólicos na mandioca (Manihot esculenta Crantz); efeitos na produção e qualidade dos tubérculos. Comptes Rendus Biologies, 330: 644-655.

❖ Gopi R, Jaleel CA, Sairam R, Lakshmanan GM, Gomathinayagam M,Panneerselvam R. Differential effects of hexaconazole and paclobutrazol on biomass, electrolyte leakage, lipid peroxidation and antioxidant potential of Daucus carota L. Colloids Surf B

❖ Gopi R, Sujatha BM, Rajan SN, Karikalan L, Panneerselvam R.Effect of triadimefon in the sodium chloride stressed cowpea (Vigna unguiculata) seedlings. Indian J Agric Sci 1999;69:743-745.

❖ Grossmann K, Kwiatkowski K, Hauser C, Siefert F. Influência do retardador de crescimento triazol BAS 111W nos níveis de fitohormonas em vagens intactas senescentes de colza. Plant Growth Regul 1994;14:115-8.

❖ Grossmann K, Siefert F, Kwiatkowski J, Scharudner M, Langebartels C, Sandermann JR. Inibição da produção de etileno em suspensões de células de girassol pelos reguladores de crescimento das plantas e protectores de stress. Hort. Rev 24, 56-138.

❖ Gupta SK, Raghava RP, Raghava N (2004) Stomatal studies of cowpea (Vigna unguiculata (L.) Walp.) cultivars in relation to bromiconazole. J Ind Bot Soc 83:116-119.

❖ HARVEY, B.M.R., CROTHERS, S.H., EVANS, N.E., SELBY, C., 1991: O uso de retardadores de crescimento para melhorar a formação de microtubérculos em batata (Solanum tuberosum). Plant Cell Tissue Organ Culture. 27, 59-69.

❖ Hazarika BN. Distúrbios morfo-fisiológicos na cultura in vitro de plantas. Sci Hortic 2006;108:105-20.

❖ HOREMANS, N., ASARD, H., CAUBERGS, R.J., 1994: O papel do radical livre ascorbato como aceitador de electrões para o transporte trans-plasmático da membrana mediado pelo citocromo b em plantas superiores. Plant Physiol 104, 14551458.

❖ Huner, N.P.A., G. Oquist e F. Sarhan1 1998. Energy balance and acclimation to light and cold, Trends Plant Sci., 3: 224-230. Dodge, A.D., 1971. The mode of action of bipyridylium herbicides, paraquat and diquat, Endeavour, 30: 130-355. Scandalios, J.G., 1993. Oxygen stress and superoxide dismutase, Plant Physiol, 101: 7-12.

❖ Jaleel C.A., Gopi R., Manivannan P., Gomathinayagam M., Murali P.V., Panneerselvam R. (2008a): O propiconazol aplicado no solo alivia o impacto da salinidade em Catharanthus roseus, melhorando o estado antioxidante. Pesticide Biochemistryand Physiology, 90: 135-139.

❖ Jaleel C.A., Gopi R., Manivannan P., Kishorekumar A., Gomathinayagam M., Panneerselvam R. (2007a): Alterações nos constituintes bioquímicos e indução de brotação precoce pelo tratamento com triadimefon em tubérculos de inhame branco (Dioscorea rotundata Poir.) durante o armazenamento. Journal of Zhejiang University Science: B, 8: 283-288.

❖ Jaleel C.A., Lakshmanan G.M.A., Gomathinayagam M., Panneerselvam R. (2008b): Triadimefon induziu tolerância ao stress salino em Withania somnifera e a sua relação com o sistema de defesa antioxidante. South African Journal of Botany, 74: 126-132.

❖ Jaleel CA, Gopi R, Manivannan P, Kishorekumar A, Sankar B,Panneerselvam R. Paclobutrazol influences on vegetative growth and floral characteristics of Catharanthus roseus (L.) G. Don. Indian J Appl Pure Biol 2006;21:369-72.

❖ Jaleel CA, Gopi R, Manivannan P, Kishorekumar A,Gomathinayagam M,

Panneerselvam R. Alterações nos constituintes bioquímicos e indução de germinação precoce por tratamento com triadimefon em tubérculos de inhame branco (Dioscorea rotundata Poir.) durante o armazenamento. J Zhejiang Univ Sci B 2007;8:283-8.

❖ Jaleel, C.A., P. Manivannan, B. Sankar, A. Kishorekumar, R. Gopi, R. Somasundaram e R. Panneerselvam, 2007. Induction of drought stress tolerance by ketoconazole in Catharanthus roseus is mediated by enhanced antioxidant potentials and secondary metabolite accumulation, Colloids Surf. B: Biointerf., 60: 201-206.

❖ Jaleel, C.A., P. Manivannan, M. Gomathinayagam, R. Sridharan e R. Panneerselvam, 2007. Respostas dos potenciais antioxidantes em Dioscorea rotundata Poir. após a aplicação de paclobutrazol, C.R. Biol., 330: 798-805.

❖ Jaleel, C.A., R. Gopi e R. Panneerselvam, 2007. Alterações na peroxidação lipídica, fuga de electrólitos e metabolismo da prolina em Catharanthus roseus sob tratamento com triadimefon, um fungicida sistémico, C.R. Biol., 330: 905-912.

❖ Jaleel, C.A., R. Gopi e R. Panneerselvam₁ 2009. Alterações nos componentes antioxidantes não enzimáticos de Catharanthus roseus expostos a paclobutrazol, ácido giberélico e Pseudomonas fluorescens, Plant Omics J., 2(1): 30-40. [fc]

❖ Jaleel, C.A., R. Gopi, A. Kishorekumar, P. Manivannan, B. Sankar e R. Panneerselvam, 2008. Interactive effects of triadimefon and salt stress on antioxidative status and ajmalicine accumulation in Catharanthus roseus, Ata. Physiol. Plant, 30: 287-292.

❖ Jaleel, C.A., R. Gopi, P. Manivannan e R. Panneerselvam, 2007. Respostas do sistema de defesa antioxidante de Catharanthus roseus (L.) G. Don. ao tratamento com paclobutrazol sob salinidade, Ata Physiol. Plant, 29: 205209.

❖ KAPUR K.K., NARULA, S.L., UPADHYAYA, M.D., 1993: Modificação de respostas fisiológicas e bioquímicas em batata com CCC e triazol, Proc. Nat. Sym. Plant Physiol. NBRL, Lucknow, Índia. 361-369.

❖ KAVINA, J., GOPI, R., PANNEERSELVAM, R., 2011: Reguladores de crescimento de plantas tradicionais e não tradicionais alteram o crescimento e os pigmentos fotossintéticos em Mentha piperita

❖ KHALIL, I.A., RAHMAN, H.V., 1995: Efeito do paclobutrazol no crescimento, nos pigmentos dos cloroplastos e na biossíntese de esteróis do milho (Zea mays L.). Plant Sci 105, 15-21.

❖ Kim DO, Lee CY. Estudo abrangente sobre a capacidade antioxidante equivalente à vitamina C (VCEAC) de vários polifenólicos na eliminação de um radical livre e a sua relação estrutural. Crit Rev Food Sci Nutr 2004;44:253-73.

❖ Kishorekumar A, Jaleel CA, Manivannan P, Sankar B, Sridharan R, Panneerselvam R. Efeitos comparativos de diferentes compostos de triazol no crescimento, pigmentos fotossintéticos e metabolismo de hidratos de carbono de Solenostemon rotundifolius. Colloids Surf B Biointerfaces 2007;60:207-12.

❖ KOPYRA, M., GWOZDZ, E.A., 2003: Enzimas antioxidantes em linhas celulares de rábano resistentes ao paraquat e ao cádmio. Boil.lett 40, 61-69.

❖ Kraus, T.E., B.D. Mc Kersie e R.A. Fletcher, 1995. Paclobutrazol induced tolerance of wheat leaves to paraquat may involve increased antioxidant enzyme activity, J. Plant Physiol, 145: 570-576.

❖ Lakshmanan G.M.A., Jaleel C.A., Gomathinayagam M., Panneerselvam R. (2007): Alterações no potencial antioxidante e na matéria seca do órgão de afundamento com acumulação de pigmentos induzida pelo hexaconazol em Plectranthus forskholii Briq. Comptes Rendus Biologies, 330: 814-820.

❖ Lee SH, Oe T, Blair IA. Vitamin C-induced decomposition of lipid hydroperoxides to endogenous genotoxins. Science 2001;292:2083-6.

❖ Mackay CE, Hall JC, Hofstra G, Fletcher RA. Uniconazole induced changes in abscisic acid, total amino acids and proline in Phaseolus vulgaris. Pest Biochem Physiol 1990;37:74-82.

❖ Manivannan, P., C.A. Jaleel, A. Kishorekumar, B. Sankar, R. Somasundaram, R. Sridharan e R. Panneerselvam, 2007a. Propiconazole induced changes in antioxidant metabolism and drought stress amelioration in Vigna unguiculata (L.) Walp, Colloids Surf. B: Biointerfaces, 57: 69-74.

❖ McDermott, J.H., 2000. AntioxidantNutrients : Current dietary recomendações e atualização da investigação, J. Am. Pharm. Assoc., 40: 785-799.

❖ Mehlhorn, H., M. Lelandais, H.G. Korth e C.H. Foyer, 1996. Ascorbate is the natural substrate for plant peroxidases, FEBS. Lett., 378: 203-206.

❖ Mehouachi J, Tadeo FR, Zaragoza S, Primo-Millo E, Talon M. Efeitos do ácido giberélico e do paclobutrazol no crescimento e na acumulação de hidratos de carbono em rebentos e raízes de citrinos

❖ Moore S, Stein WH. Photometric ninhydrin method for use in the chromatography ofamino acids. J Biol Chem 1948;176:367-88.

❖ Neogy, M., J.K. Datta, S. Mukherji e A.K. Roy, 2001. Effect of aluminium on pigment content, Hill activity and seed yield in mung bean. Ind. J. Plant. Physiol., 6(4): 381-385.

❖ NOCTOR, G., FOYAR, C.H., 1998: Ascorbato e glutatião: manter o oxigénio ativo sob controlo. Annu. Rev. Plant Physiol. Plant Mol. Biol., 49, 249-270.

❖ Pasian CC, Bennett MA. As sementes de calêndula, gerânio e tomate embebidas em Paclobutrazol produzem plântulas curtas. Hortic Sci

2001;36:721-3.

❖ R. Panneerselvam, 2007c. Respostas do sistema de defesa antioxidante de Catharanthus roseus (L.) G. Don. ao tratamento com paclobutrazol sob salinidade, Ata Physiol. Plantarum, 29: 205-209.

❖ Rademacher W. Retardadores de crescimento: Effects on gibberellin biosynthesis and other metabolic pathways (Efeitos na biossíntese de giberelina e outras vias metabólicas). Annu Rev Plant Physiol Plant Mol Biol 2000;51:501-31.

❖ SAIRAM, R.K., DESHMUK, P.S., SHUKLA, D.S., WANSNIK, K.G., KUSHWAHA, S.R..,1989: Effect of abscisic acid and triadimefon on photosynthesis and nitrate reductase Activity during water stress in wheat, Indian. Plant Physiol. 32, 51-56

❖ Sankari S, Gopi R, Gomathinayagam M, Sridharan R, Somasundaram R, Panneerselvam R. Respostas dos triazóis ao crescimento e aos níveis de antioxidantes no rabanete branco. Indian J Appl Pure Biol 2006;21:77-80.

❖ Sankhla N, Davis TD, Upadhyaya A, Sankhla D, Walser RH, Smith BN. Crescimento e metabolismo da soja afectados pelo paclobutrazol. Plant Cell Physiol 1985;26:913-21

❖ SANKHLA, N., DAVIS T.D., UPADHYAYA, A., SANKHLA, D., WALSER R.H., SMITH, B.N., 1985: Crescimento e metabolismo da soja afectados pelo paclobutrazol. Plant Cell Physiol 26, 913-921

❖ Sarkar S, Perras MR, Falk DE, Zhang R, Pharis RP, Fletcher RA.Relationship between gibberellins, height, and stress tolerance in barley (Hordeum vulgare L.) seedlings. Plant Growth Regul 2004;42:125-35.

❖ SENARATNA, T., MACKAY, C.E., MC KERSIE, B.D., FLETCHER, R.A., 1988: Triazole-induced chilling tolerance in tomato and its relationship to antioxidant content J. Plant Physiol 133, 56-61.

❖ Setia RC, Bhathal G, Setia N. Influência do paclobutrazol no crescimento e rendimento de Brassica carinata. Plant Growth Regul 1995;16:121-7.

❖ Shanmugam M, Lakshmanan GM, Mathumathi S, Panneerselvam R.Effect of plant growth regulator fungicide and ABA on growth and biochemical properties of Basella alba Linn. Int J Res Plant Sci 2012;2:67-73.

❖ SHANMUGAM, M., ALAGU LAKSHMANAN, G.M., MATHUMATHI,S., PANNEERSELVAM, R., 2012: Efeito do Fungicida Regulador de Crescimento de Plantas e ABA no Crescimento e Propriedades Bioquímicas de Basella alba Linn. Revista Internacional de Pesquisa em Ciências Vegetais 2012; 2(4), 67-73.

❖ Shao HB, Chu LY, Wu G, Zhang JH, Lu ZH, Hu YC. Alterações de alguns índices fisiológicos antioxidativos sob défice hídrico no solo em 10 variedades de trigo (Triticum aestivum L.)

❖ SIMKO, J., 1994: A aplicação de sacarose provoca alterações hormonais associadas à indução de tubérculos de batata. J.Plant Growth Regul 13, 73-77.

❖ Steffens GL, Wang SY, Steffens CL, Brennan T. Influência do paclobutrazol (PP 333) no crescimento de plântulas de maçã associado à formação de raízes adventícias induzidas por paclobutrazole em estacas de hipocótilos de feijão. Ann Bot 1986;57:309-15.

❖ Thakur A, Thakur PS, Singh RP (1998) Influence of paclobutrazol and triacontanol on growth and water relations in olive varieties under water stress. Indian J Plant Physiol 3:116-120.

❖ THOMAS, R.M., SINGH, V.P., 1995: Efeito de três derivados de triazol na inibição induzida por mercúrio da acumulação de clorofila e carotenóides em cotilédones de pepino. Indian J. Plant Physiol 38,313-316.

❖ Tolerância ao stress salino induzida por triadimefon em Withania somnifera e a sua relação com o sistema de defesa antioxidante, S. Afr. J. Bot., 74: 126-132.

❖ Vu JC, Yelenosky G. Crescimento e fotossíntese de plantas de laranja doce tratadas com paclobutrazol. J Plant Growth Regul 1992;11:85-9.

❖ Wang SY, Faust M. Effect of growth retardants on root formation and polyamine content in apple seedlings. J Am Soc Hortic Sci 1986;111:912-7.

❖ Wang SY, Steffens GL. Effect of paclobutrazol on water stressinduced ethylene biosynthesis and polyamine accumulation in apple seedling leaves. Phytochem 1985;24:2185-90.

❖ Wieland WF, Wample RL. Effect of paclobutrazol on growth, photosynthesis and carbohydrate content ofdelicious apple. Sci Hortic 1985;26:139-47

❖ Ye QF, Zhou WJ, Xi HF, Fang JY (1995) Efeito de S-3307 nos níveis de endógenos (IAA, ABA e ZT) e alguns fisiológicos de plântulas de colza. Ata Agri Zhejiang 7:451-456.

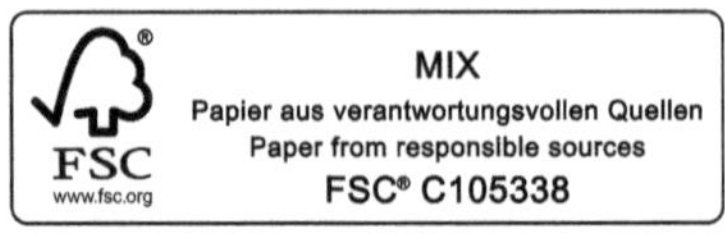

Printed by Books on Demand GmbH, Norderstedt / Germany